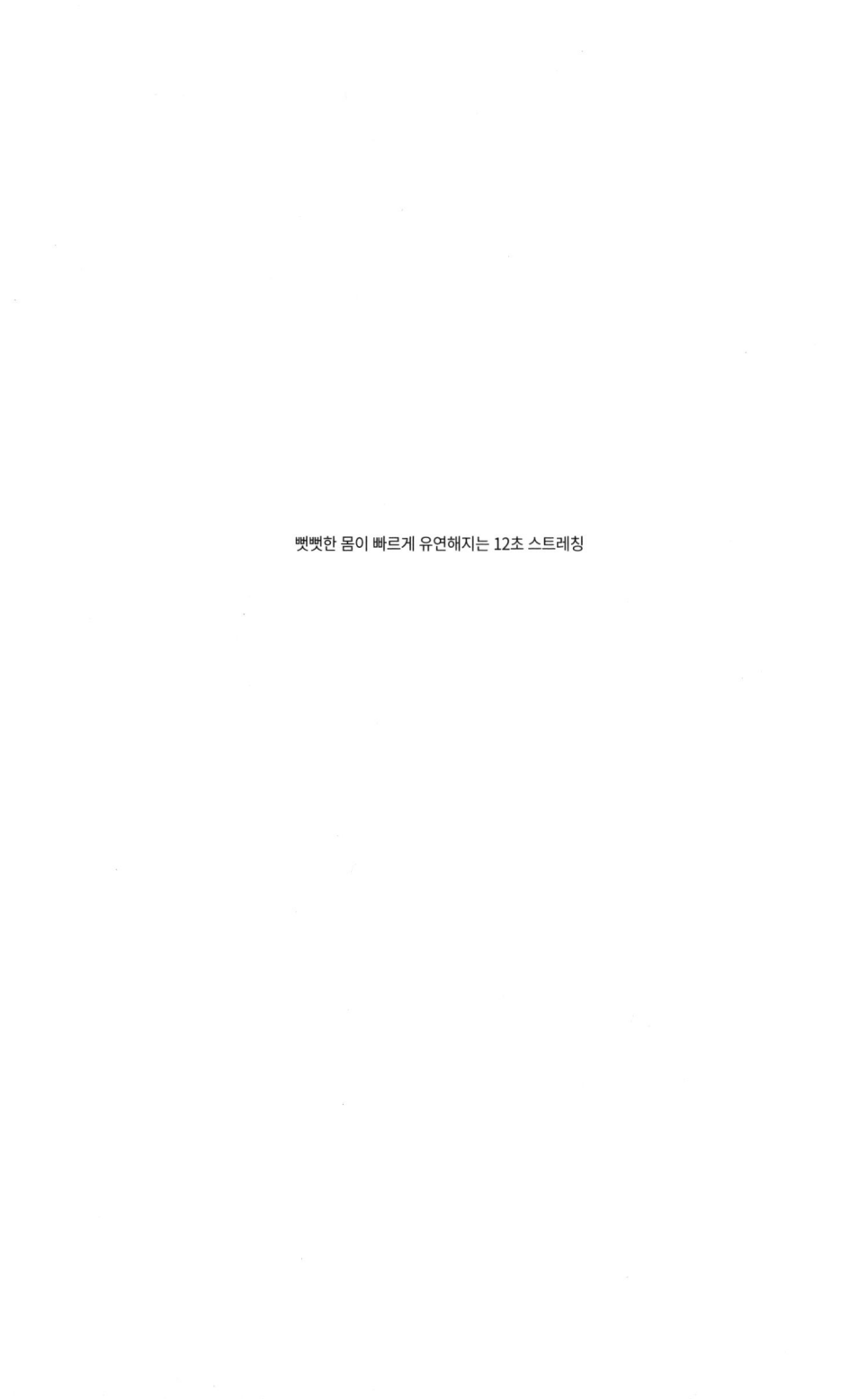

뻣뻣한 몸이 빠르게 유연해지는 12초 스트레칭

뻣뻣한 몸이 빠르게 유연해지는

12초 스트레칭

무라야마 다쿠미 지음 | 문혜원 옮김

뻣뻣한 몸이 빠르게 유연해지는
12초 스트레칭

발행일 2023년 8월 10일 초판 1쇄 발행
지은이 무라야마 다쿠미
옮긴이 문혜원
발행인 강학경
발행처 시그마북스
마케팅 정제용
에디터 최윤정, 최연정, 양수진
디자인 김문배, 강경희

등록번호 제10-965호
주소 서울특별시 영등포구 양평로 22길 21 선유도코오롱디지털타워 A402호
전자우편 sigmabooks@spress.co.kr
홈페이지 http://www.sigmabooks.co.kr
전화 (02) 2062-5288~9
팩시밀리 (02) 323-4197
ISBN 979-11-6862-151-0 (13510)

IJIBUNSHIJYOSAIKO NO JYUNANSEI GA TE NI HAIRU STRETCH
ⓒ Takumi Murayama 2019
All rights reserved.
Originally published in Japan by KANKI PUBLISHING INC..
Korean translation rights arranged with
KANKI PUBLISHING INC., through Eric Yang Agency, Inc.

이 책의 한국어판 저작권은 EYA(Eric Yang Agency)를 통해 저작권자와 독점 계약한 시그마북스에 있습니다.
저작권법에 따라 한국 내에서 보호를 받는 저작물이므로 무단전재와 무단복제를 금합니다.

파본은 구매하신 서점에서 교환해드립니다.

* **시그마북스**는 (주)**시그마프레스**의 단행본 브랜드입니다.

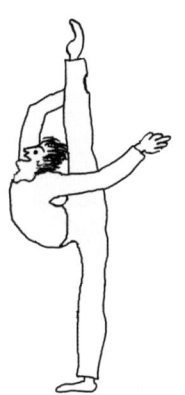

스트레칭의 세계는 지금 새로운 시대를 맞이하고 있습니다.

"스트레칭 1.0"은 "악착같이 독하게" 유연성 체조를 실시했던 시대로, '노력과 근성'이 키워드였습니다. 명문 기계체조부에서는 다리 찢기를 하려는 선수의 등에 올라타 엉덩관절 근육을 찢는 의식까지 있었죠.

그 후 **"스트레칭 2.0"** 시대가 되었습니다. 현재도 주로 활용되는 스트레칭 방식이며 '아프지만 시원한' '무리하지 않는' '차분한' '천천히 호흡하는' 등이 키워드죠. 틀리지는 않았지만 이렇게 해서는 유연성을 얻기까지 긴 시간이 걸립니다.

이 책에서 소개하는 방식은 **"스트레칭 3.0"**의 세계입니다.

'근막 이완'과 **'PNF 스트레칭'**이라는 두 가지 과학적인 접근 방식을 통해 상당히 빠르게

뻣뻣한 몸이 엄청난 속도로

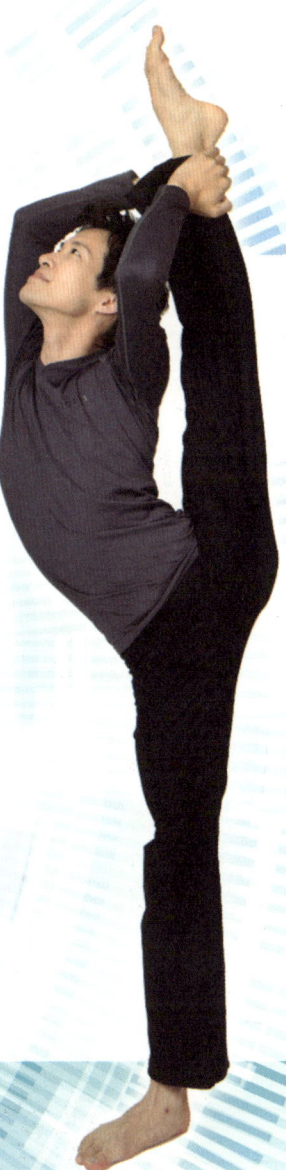

이제 여러분도 최고로 유연해질 수 있습니다.

유연해지는 정공법을 활용합니다. 극히 일부 피겨 스케이팅 선수, 리듬체조 선수, 치어리더만이 알고 있습니다. 한 마디로 **'유연 혁명'**입니다.

책에 실린 대로 실천하면 이 놀라운 방식을 곧바로 실감할 것입니다.

부드러워지는 스트레칭 3.0

들어가며

이 책에서는 짧은 시간 내에 놀랄 만한 성과를 내는 스트레칭을 소개합니다. 제가 주로 도쿄에서 강좌를 하며 체계를 만든 방식이죠.

스트레칭을 다룬 서적은 참 많습니다. 하지만 제가 봤을 때 대부분의 책은 무리하지 않고 천천히 시간을 들여서 하는 '느린 스트레칭'을 안내합니다. 여기에는 안전이 제일 중요하다는 사고방식이 깔려 있을 텐데요, 자동차 운전에 비유하면 언제 어디서나 시속 30km로 주행하는 매우 안전한 운전에 해당합니다.

반면 이 책에서 소개하는 방식은 다치지 않도록 제한 속도를 지키되 본인이 낼 수 있는 최대 속도로 달립니다. 저는 이 스트레칭을 '탑기어 스트레칭'이라고 부릅니다.

탑기어 스트레칭

탑기어 스트레칭이란 'PNF 스트레칭'과 '근막이완' 방식을 골고루 활용하되 저의 지도 경험을 녹여 빠르게 효과가 나타나게끔 고안한 기법입니다.

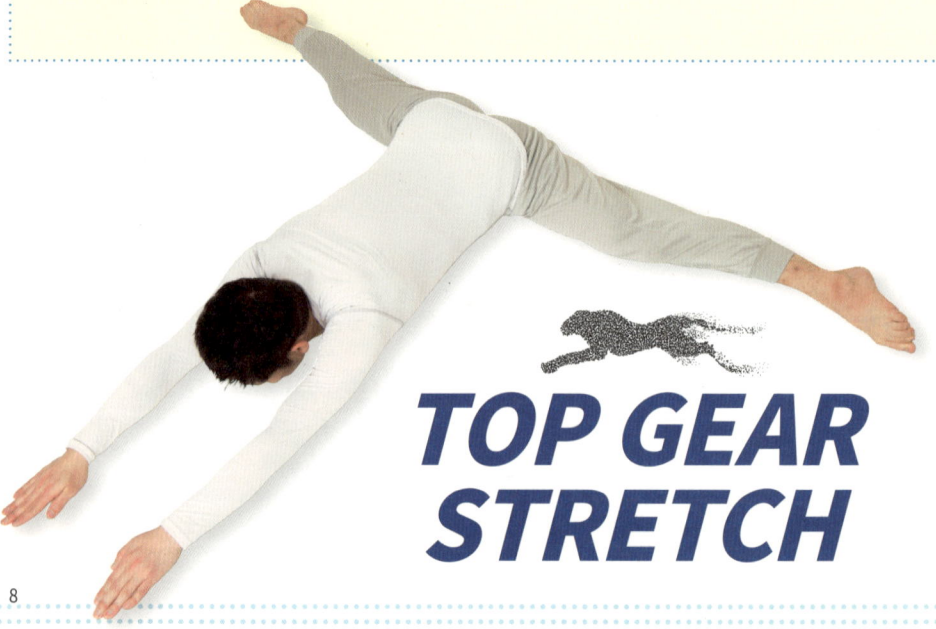

PNF 스트레칭이란

PNF란 원래 재활치료 분야에서 발달한 근육 컨디셔닝 기법입니다. 근육을 강하게 수축했다가 이완하는 방식인데, 뇌의 운동 계열 신경을 자극해 짧은 시간 내에 근육이나 관절을 본래 지닌 가동범위로 각성시키기 위해 실시합니다. 즉, 뇌과학에 기반한 방식이라고 할 수 있죠. 이 책에서는 PNF를 바탕으로 한 운동을 '뇌과학 접근법'이라고 부릅니다.

근막 이완이란

근막은 보디슈트처럼 온몸을 감싸고 있습니다. 근막의 틀어진 부위를 정상으로 되돌려 근육이나 관절이 올바르게 움직이도록 만드는 방식을 근막 이완이라고 합니다.

근막 이완은 댄서나 프로 스포츠 선수들이 운동 전에 실시하는 워밍업이나 운동 후에 실시하는 쿨다운에 적극적으로 도입하는 만큼 유연성 향상에 도움이 됩니다. 이 책에서는 근막 이완을 바탕으로 한 운동을 '근막 접근법'이라고 부릅니다.

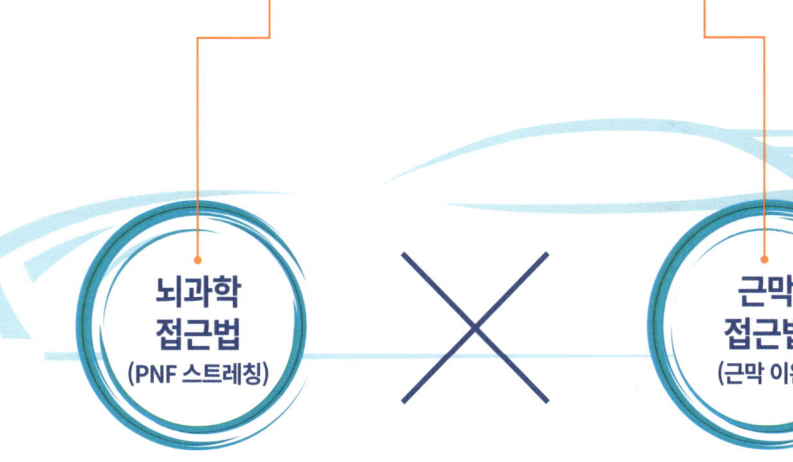

뇌과학 접근법 (PNF 스트레칭) ✕ 근막 접근법 (근막 이완)

7명이 도전!
탑기어 스트레칭

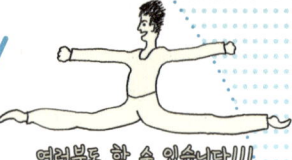
여러분도 할 수 있습니다!!!

경이로운 BEFORE AFTER

연령, 성별, 운동 경험이 각자 다른 7명이 이 책에서 소개하는 '탑기어 스트레칭'을 체험했습니다. 어떤 성과가 있었을까요?

※ 결과에는 개인차가 있습니다.

BEFORE

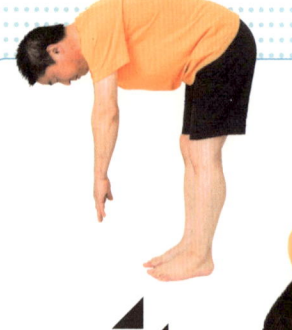

AFTER

8분 후

오가와 유타카 씨(57세)

[운동 경험]
외발자전거 풀코스 마라톤

들려준 후기
―
몸이 뻣뻣하기로는 타의 추종을 불허하는데 이렇게 금세 바닥에 손이 닿다니 놀라울 따름입니다.

주로 실시한 스트레칭			
65쪽	95쪽	118쪽	127쪽

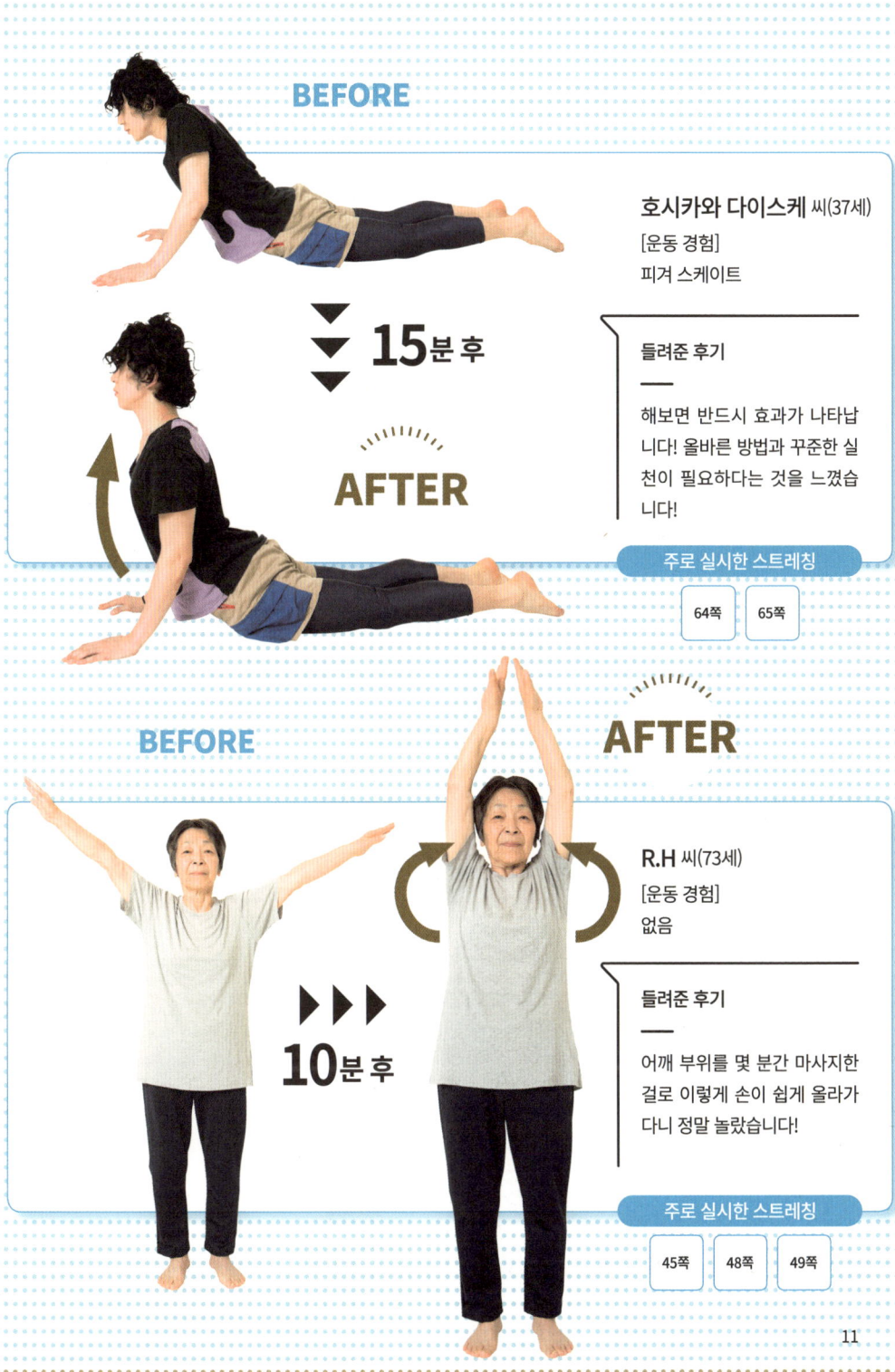

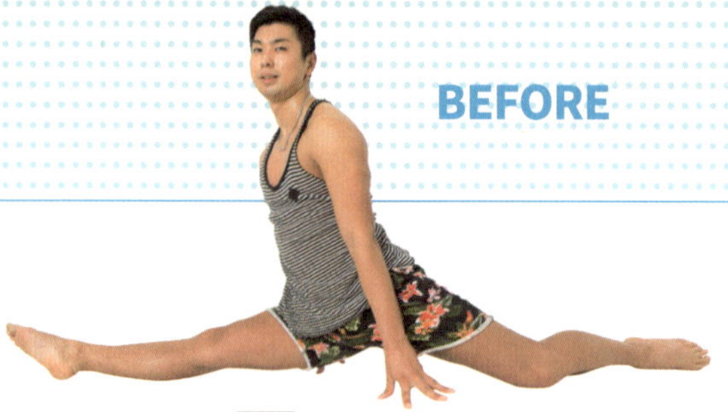

BEFORE

10분 후 ▼▼▼

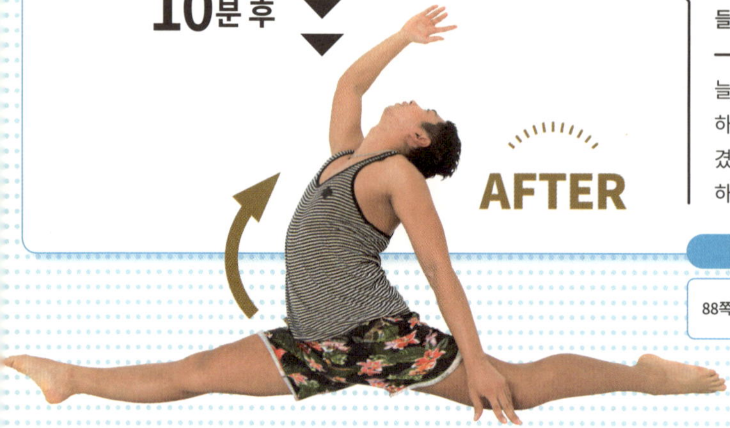

AFTER

유타 씨(30세)
[운동 경험]
폴댄스

들려준 후기

늘여야 할 부위를 제대로 의식하는 것만으로도 큰 변화가 생겼습니다. 앞으로도 계속 시도하려고 합니다.

주로 실시한 스트레칭

| 88쪽 | 89쪽 | 94쪽 | 95쪽 |

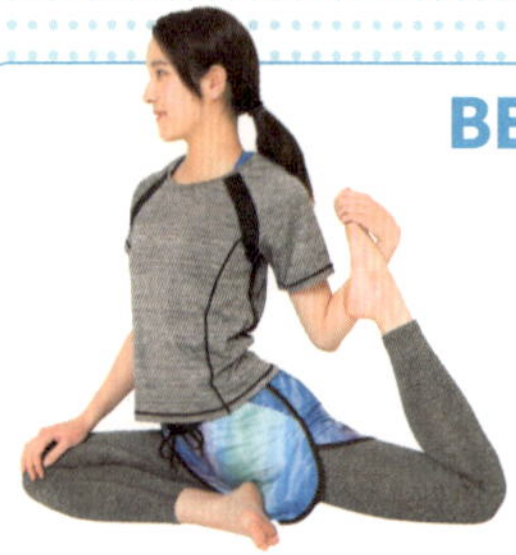

BEFORE

▶▶▶ **13분 후**

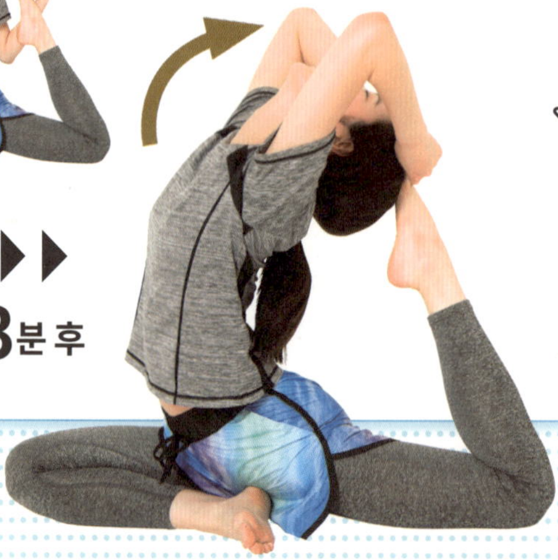

AFTER

Y 씨(20세)
[운동 경험]
소프트 테니스

들려준 후기

평소에도 혼자서 스트레칭을 했지만 예상했던 것보다 훨씬 유연해져서 놀랐습니다!

주로 실시한 스트레칭

| 64쪽 | 65쪽 | 88쪽 | 89쪽 |

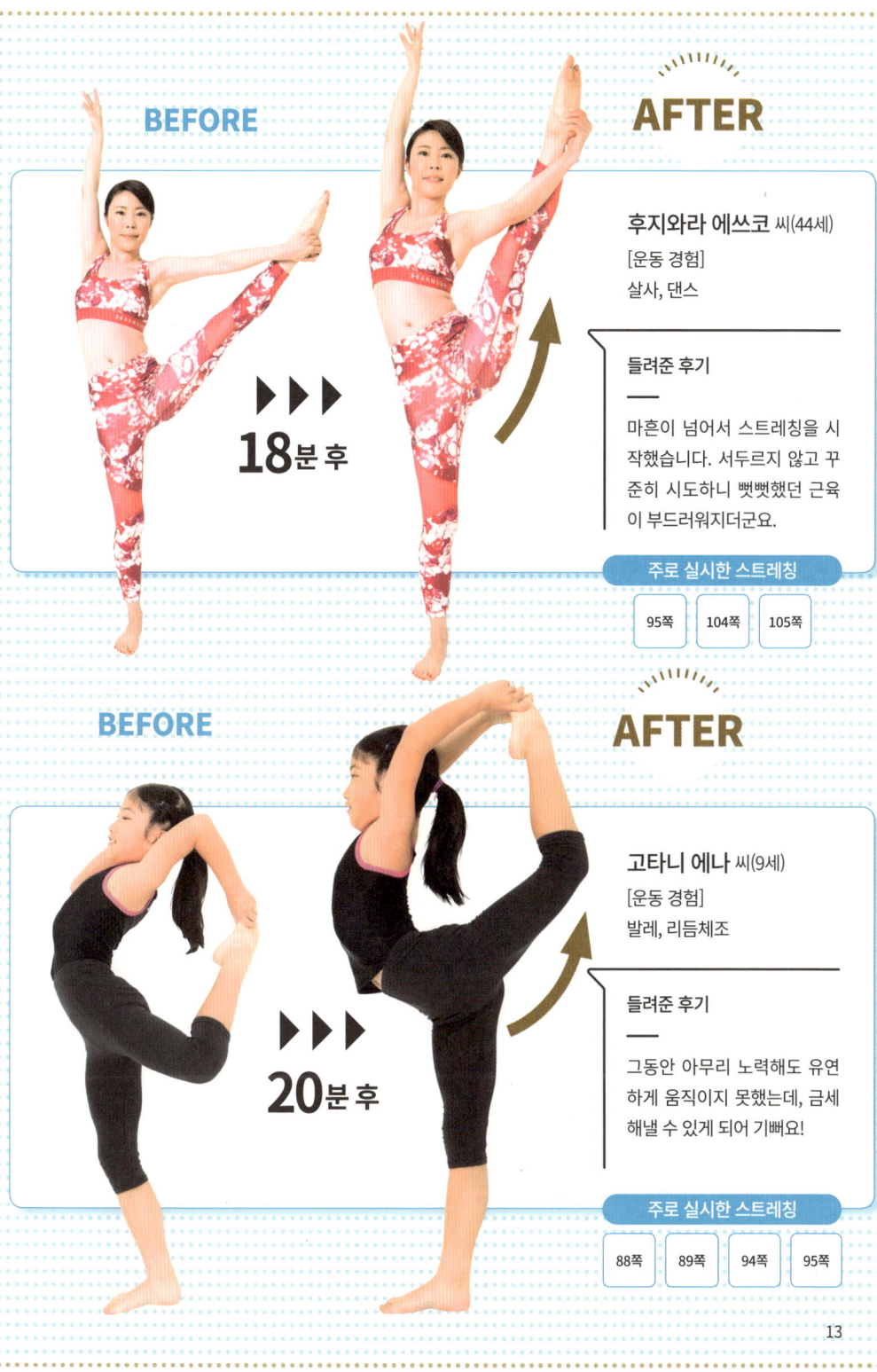

이 책의 구성

CHAPTER 1 준비 운동

흔히 말하듯 스트레칭을 효과적으로 실시하려면 미리 몸속부터 따뜻하게 만드는 것이 중요합니다. 이 장에서는 몸의 중심이 되는 몸통 부위, 엉덩관절, 어깨뼈에 가볍게 반동을 주며 크게 움직이는 '다이내믹 스트레칭'을 소개합니다.

CHAPTER 2 부위별 스트레칭

이번 장에 가장 중요한 내용을 담았습니다. 전신을 12군데로 나누고 각 부위에 맞는 뇌과학 접근법과 근막 접근법 스트레칭을 소개합니다. 변형 동작도 실었으니 몸 상태에 맞춰 시도해봅시다. 또 둘이서 할 수 있는 페어 스트레칭도 효과가 높아서 함께 실었습니다.

또 몇 가지 전용 아이템이 등장하는데 주변에 있는 물건으로 대체해도 좋습니다. 자세한 내용은 30쪽을 참고해주시기 바랍니다.

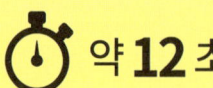

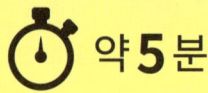

CHAPTER 3 도전 프로그램

CHAPTER 2의 응용편입니다. 요청이 많았던 자세 중 여섯 가지를 추려서 어떻게 연습하면 되는지 안내합니다. CHAPTER 2와는 달리 완성 편에 해당되는 실전 동작인 만큼 전신의 여러 부위를 복합적으로 스트레칭해야 합니다. 내 몸을 객관적으로 관찰하고 어느 부위가 경직되어 있는지 확인하면서 고난도 동작에 도전해봅시다. 아래의 흐름과 같이 진행하면 됩니다.

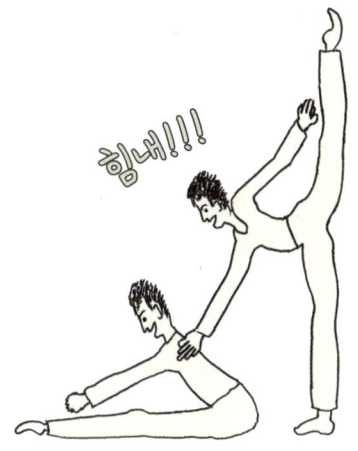

정적 스트레칭
반동을 주지 않고 늘인 상태를 유지합니다.

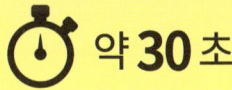 약 30초

성과 확인

이 과정을 한 사이클로 2~3회 반복합니다. 스마트폰으로 운동 전후 사진을 찍어서 기록하면 의욕이 생길 것입니다.

차례

들어가며 _ 8

7명이 도전! **탑기어 스트레칭** 경이로운 before after _ 10

이 책의 구성 _ 14

이 책의 사용법 _ 20

CHAPTER 1
스트레칭 효과를 높이는 준비 운동

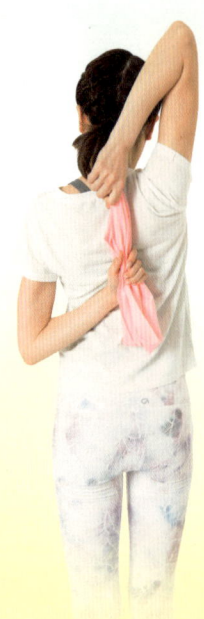

왜 몸은 뻣뻣해질까? _ 22

준비운동 **몸통 부위** _ 24

준비운동 **엉덩관절** _ 26

준비운동 **어깨뼈** _ 28

이 책에서 사용하는 **도구 소개** _ 30

운동할 때 주의할 점 _ 32

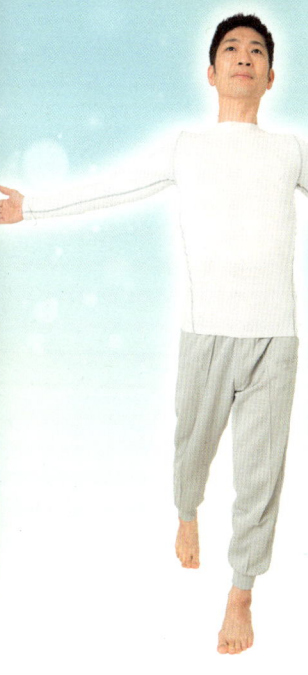

CHAPTER 2
부위별 최고의 유연성을 얻을 수 있는 스트레칭

1 목 목빗근·등세모근 _ 34

2 어깨 어깨세모근·앞톱니근·큰원근 _ 42

3 팔 위팔두갈래근·위팔세갈래근·위팔노근 _ 50

4 등 넓은등근·척주세움근 _ 58

5 몸 옆면 배빗근 _ 66

6 가슴 큰가슴근 _ 74

7 허벅지 앞쪽 넙다리네갈래근·엉덩허리근 _ 82

8 허벅지 뒤쪽 넙다리뒤근육·큰볼기근 _ 90

9 허벅지 바깥쪽 넙다리근막긴장근·중간볼기근·가쪽넓은근 _ 98

10 허벅지 안쪽 모음근 그룹 _ 106

11 종아리 가자미근·장딴지근 _ 114

12 정강이·발바닥·발끝 앞정강근·발바닥근 그룹 _ 122

칼럼 1 워밍업 = 스트레칭? _ 130

CHAPTER 3
상급자용 자세에 도전하기!

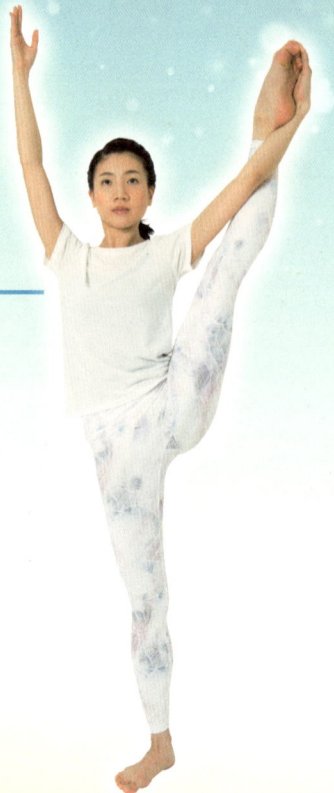

등 뒤에서 손잡기 _ 132

옆으로 다리 찢기 _ 136

Y자 균형 _ 140

앞뒤로 다리 찢기 _ 144

비둘기 자세 _ 148

비엘만 자세 _ 152

칼럼 2 자주 받는 세 가지 질문 _ 156

스트레칭 습관 만들기 일상생활 중 시도할 만한 스트레칭 _ 158

나가며 _ 162

[책에 실린 운동을 실시할 때 주의사항]

- 컨디션이 좋지 않을 때, 관절이나 근육이 아플 때, 발열 중, 임신 중, 음주 후에는 하지 않습니다.
- 고혈압, 심장병 등의 지병으로 치료 중일 때는 하지 않습니다.
- 강한 통증이 느껴지면 무리하지 말고 멈춥니다.
- 자신의 유연성에 맞춰 무리하지 않는 범위 내에서 실시합니다.
- 자세가 불안정해질 때 넘어지지 않도록 주의하고, 벽 등을 잡은 상태에서 안전하게 실시합니다.

협력해준 사람들

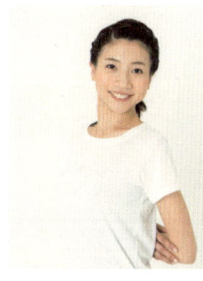

여성 모델 **이시자와 미키**(28세)

여섯 살 때부터 발레를 시작했다. 미국의 패서디나 댄스 시어터에서 2년간 유학. 도쿄 여러 곳에서 발레, 스트레칭을 지도 중이다. 유아부터 성인까지 각 레벨에 맞춘 레슨으로 정평이 나 있다.

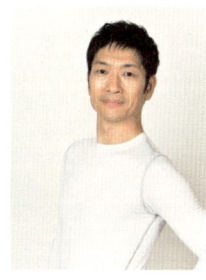

남성 모델 **하야타 다카시**(47세)

기계 체조, 가라테, 소림사 권법, 에어로빅, 발레 등을 경험하고 자신만의 독창적인 방법으로 상당한 유연성을 터득했다. 해부학과 뇌과학 관점을 통해 학문적으로 유연성 향상과 근육 강화 연구에 힘써 왔다. 스트레칭과 근육 트레이닝에 관한 정보 사이트 '빌라 보디'를 운영 중이다.

포토그래퍼
아사노 사토미 포토 리듬 대표

프로필 사진, 오디션용 사진 등 고객이 지닌 매력을 끌어내는 사진가.

일러스트레이터(각 부위, 159~161쪽)
마에지마 가즈히토 주식회사 진유사 대표이사

생동감 있는 일러스트를 능숙하게 그리며 기업 팸플릿, 상품 패키지 등 광고 전반의 디자인을 맡고 있다.

디자이너
하나모토 다츠야, 구보 요코

이 책의 디자인, DTP 담당.

스타일리스트
니와 하루미 주식회사 하루 대표이사

도쿄에서 토탈 뷰티 살롱을 경영 중이다. 헤어&메이크업 아티스트로서 TV 프로그램, 광고, 잡지 등 다양한 매체에서 활동 중.

이 책의 사용법

이 책에서는 기본적으로 혼자서,
주변에 있는 도구로도 실천할 수 있는 스트레칭을 소개합니다.
전용 도구, 파트너가 있으면 효과는 배로 늘어납니다.

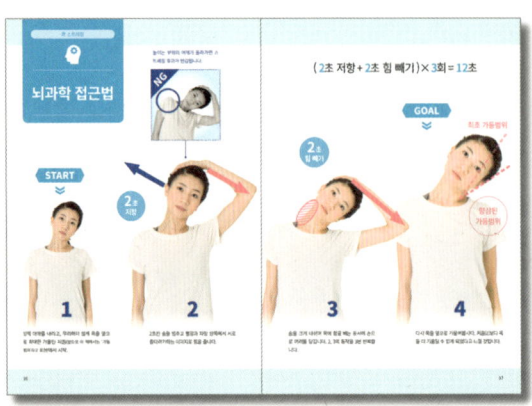

의식하는 방향 혹은 저항하는 방향

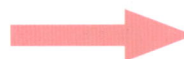
물리적인 힘을 주는 방향

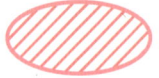
늘어나는 부위

변형 동작

움직임은 거의 같아도 몸의 방향이나 팔 잡는 방식 등을 조금만 달리하면 스트레칭이 되는 부위가 달라집니다.

더욱 강도 높은 동작을 소개합니다. 짧은 시간 내에 고도의 유연성을 얻고 싶다면 도전해봅시다.

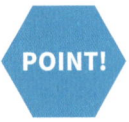

POINT!

효과적으로 스트레칭을 실시하기 위해 주의할 포인트입니다.

둘이서

파트너가 있으면 더욱 효과적으로 스트레칭을 할 수 있습니다.

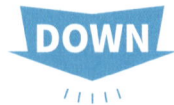

몸이 아직 뻣뻣해 본문에서 다루는 스트레칭이 어렵게 느껴질 때 참고하기 바랍니다.

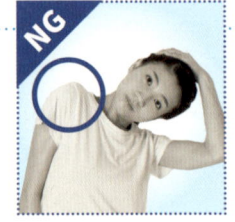

잘못 취하기 쉬운 자세, 스트레칭 효과가 반감되는 동작입니다.

CHAPTER 1

스트레칭 효과를 높이는 준비 운동

스트레칭 효과를 최대한으로 높이려면 준비 운동이 필요합니다.
여기서는 몸의 중심이 되는 몸통 부위, 엉덩관절, 어깨뼈에 가볍게 반동을 주며 크게 움직이는
'다이내믹 스트레칭'을 소개합니다.

자 시작해봅시다!!!

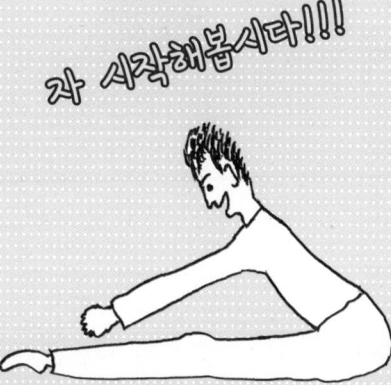

왜 몸은 뻣뻣해질까?

몸이 뻣뻣해지는 현상을 두고 '나이가 드니까 어쩔 수 없지'라며 그저 세월 탓으로 돌리진 않습니까?

하지만 몸이 뻣뻣해지는 실제 원인은 노화 자체가 아니라 스트레칭 부족에 있습니다.

사람의 몸은 원래 근력이나 기능을 사용하지 않으면 연령과 관계없이 점점 퇴화합니다 (전문 용어로는 '폐용성 위축'이라고 합니다).

예를 들어, 다리가 골절되어 깁스로 고정한 채 한 달 동안 병원 침대에만 누워 있으면 근력에 자신 있을 20세 남성조차도 충격적일 만큼 다리가 가늘어집니다. 반대로 80세 할아버지 보디빌더가 있듯 매일 근육을 단련하면 연령대가 높아도 근육은 성장합니다.

몸의 유연성도 마찬가지입니다. 즉, 연령과 관계없이 매일 습관적으로 스트레칭을 실시하면 몸은 부드러워집니다. 그렇지 않으면 경직되고요. 실제로 스트레칭 교실에 주기적으로 다닌 75세 할머니가 다리 찢기 자세를 성공한 사례도 있습니다.

스트레칭을 매일 의식적으로 실시하지 않으면, 일상생활 속에서 잘 사용하지 않는 신체 부위는 유연성을 점차 잃게 됩니다. 예전에 아무리 근육을 단련해왔더라도 유연성이 없는

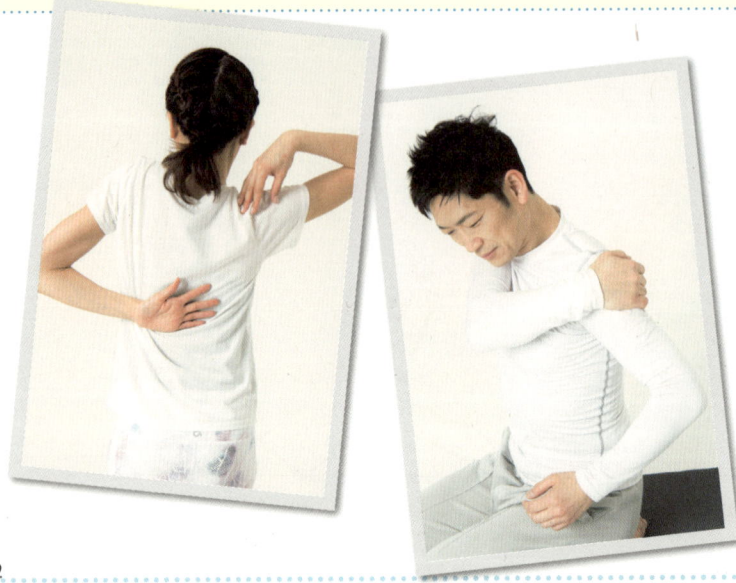

'보통 사람'이 되어갑니다.

근육 트레이닝도 잊지 말자

근육 트레이닝에 관해서는 각 운동 종목의 전문 서적에 양보하지만 근육 성장에는 근육 트레이닝, 스트레칭 모두 필요하다는 점은 꼭 기억해둡시다.

간단히 정리하면 다음과 같습니다.

근육 수축 = 근육 트레이닝
근육 이완 = 스트레칭

이렇게 스트레칭과 근육 트레이닝은 떼놓을 수 없는 밀접한 관계에 있습니다. 유연하면서도 좀처럼 지치지 않는 근육을 만들기 위해서는 두 가지 모두 필요합니다.

이 책은 PUR 제본이라는 특수한 방식으로 만들었습니다. 그래서 책이 편 상태를 유지할 수 있죠. 물론 이 책을 펼쳐두고 운동을 할 수 있도록 배려한 점도 있지만, 여러분도 이렇게 다리 찢기 자세를 할 수 있다는 것을 전하고 싶은 마음도 담았습니다.

그럼 이제부터 몸을 풀어주고 따뜻하게 해줄 준비 운동부터 시작해봅시다.

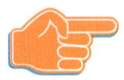

준비운동
몸통 부위

스트레칭 효과를 높이기 위해서는 미리 몸을 따뜻하게 만들어줘야 합니다.

잘 알려져 있듯이 목욕을 한 직후에는 스트레칭 효과를 높일 수 있습니다. 근육이 따뜻해져 늘어나기 쉬운 상태가 되기 때문이죠.

여기서는 짧은 시간 내에 몸의 중심 부위부터 따뜻해지도록 몸통 부위, 엉덩관절, 어깨뼈 주변을 크게 움직이는 운동(다이내믹 스트레칭)을 소개합니다.

몸통 부위는 크게 앞뒤, 좌우, 비틀기와 같이 세 방향으로 움직입니다.

준비 운동 중에는 가볍게 반동을 줘도 괜찮습니다. 큼직하게 움직여 몸속 깊은 곳부터 따뜻하게 만드는 것이 중요합니다.

여기에서 소개하는 동작은 모두 익숙할 텐데요, 의식을 조금만 바꿔도 신체가 더욱 늘어나는 것을 느끼게 될 것입니다.

앞뒤로 움직이기

상체를 앞으로 기울일 때는 꼬리뼈가 위를 향하도록 높이 들어올리고, 몸을 폴더처럼 접으려고 의식하면 허벅지 뒤쪽이 늘어나는 것이 느껴집니다.

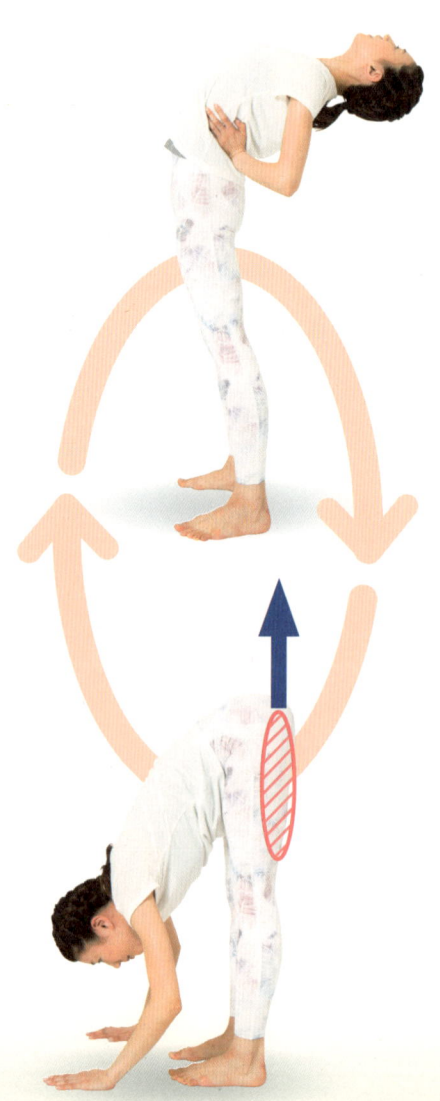

좌우로 기울이기

높은 곳에 있는 물건을 잡는다고 생각하며 실시합니다. 시선은 멀리 두고, 등을 곧게 펴면서 손을 쭉 뻗어봅시다. 이때 늘이는 부위 쪽의 허리가 올라가지 않도록 합니다.

몸통 비틀기

몸을 그냥 비틀지 말고 우선 엉덩이부터 돌린 후 배꼽, 명치, 가슴, 어깨, 얼굴 순으로 돌린다고 의식해봅시다. 가동범위가 넓어지는 것이 느껴질 것입니다.

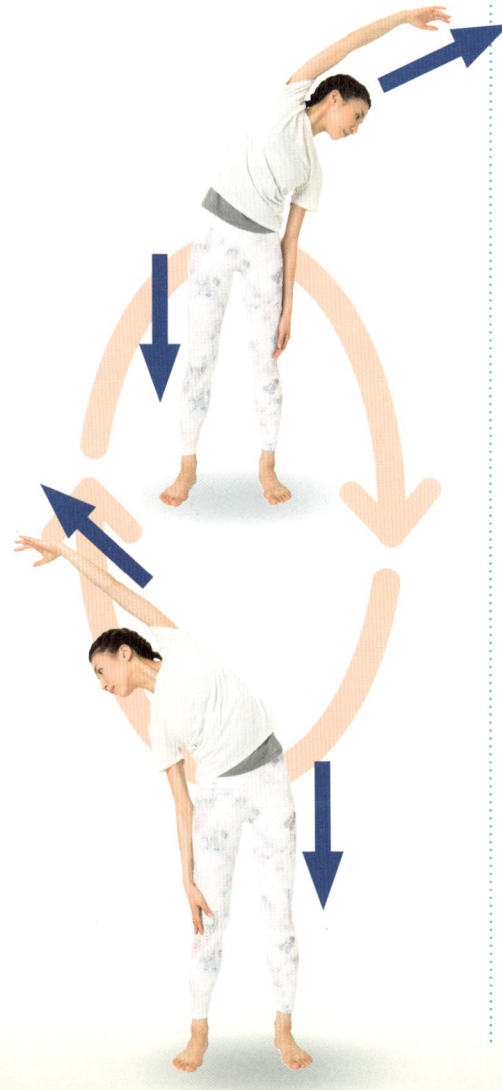
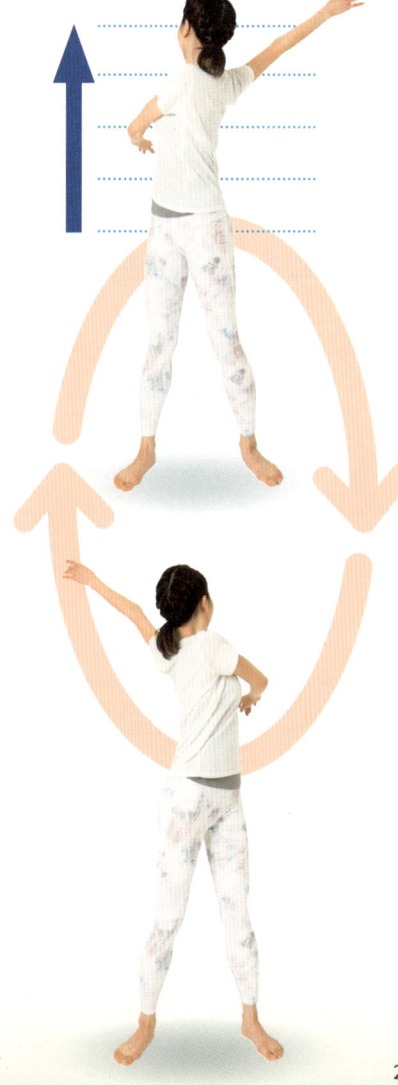

준비운동
엉덩관절

앞뒤로 들어올리기

마치 위에서 당기듯 척주를 곧게 세우려고 의식합니다. 특히 다리를 앞으로 들어올릴 때 허리가 구부정해지기 쉬우니 주의합시다. 다리를 올리는 행위 자체에만 의식을 두면 상체를 곧게 세우지 못해 엉덩이부터 허벅지 뒷면이 스트레칭되지 않습니다.

엉덩관절은 걷기, 달리기, 점프 등 하체 움직임의 시작점이 되는 중요한 부분입니다. 엉덩관절은 크게 세 방향으로 움직입니다(앞뒤로 들어올리기, 바깥으로 들어올리기, 돌리기).

상체를 세워 의자나 테이블 등을 잡고, 몸이 안정된 상태에서 크게 움직여봅시다. 다리를 엉덩관절에서 빼낼 듯 의식하면서 실시하면 가동범위가 최대한 확장됩니다. 지면 관계상, 사진은 좌우 중 한쪽만 실었으나 양쪽 모두 실시합니다.

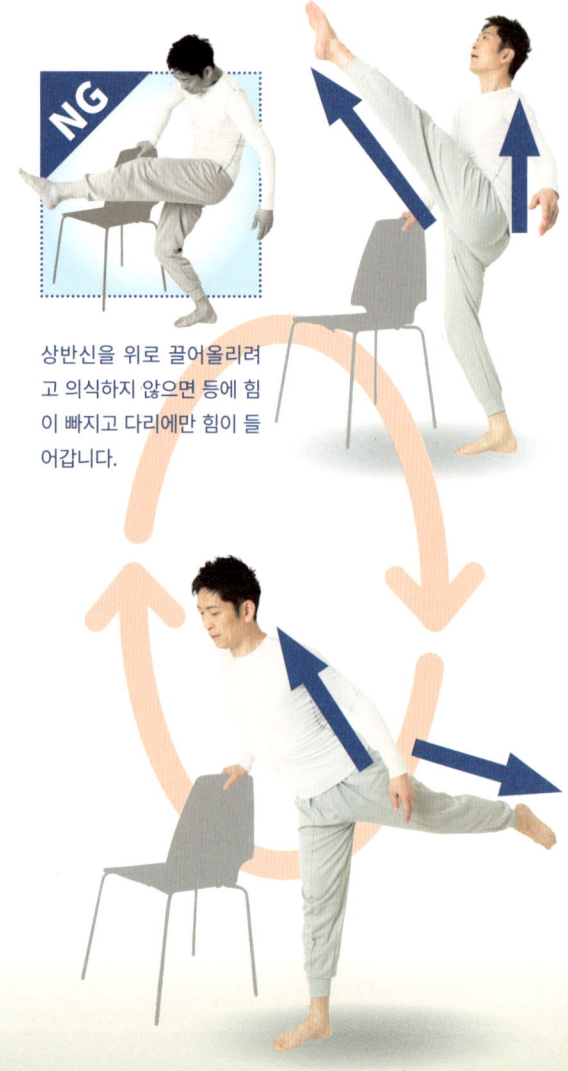

상반신을 위로 끌어올리려고 의식하지 않으면 등에 힘이 빠지고 다리에만 힘이 들어갑니다.

바깥으로 들어올리기

다리를 올릴 때는 바깥으로 돌립니다. 다리를 내려 교차할 때는 안쪽으로 돌립니다. 올릴 때는 발끝을 바깥으로, 아래에서 교차할 때는 발끝을 안쪽으로 향한다고 생각해봅시다.

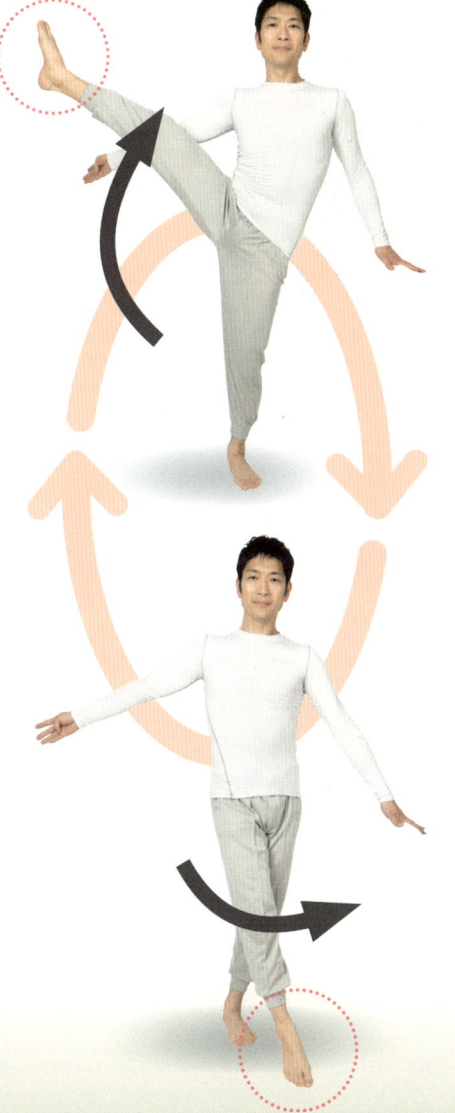

크게 돌리기

다리를 옆으로 들어 올릴 때는 발 또한 같은 방향으로 향하게 하고, 그 높이에서 다리를 정면으로 가져올 때에도 발을 같은 방향을 향하게 합니다. 바깥으로 크게 돌리기, 안쪽으로 크게 돌리기 모두 실시해 봅니다.

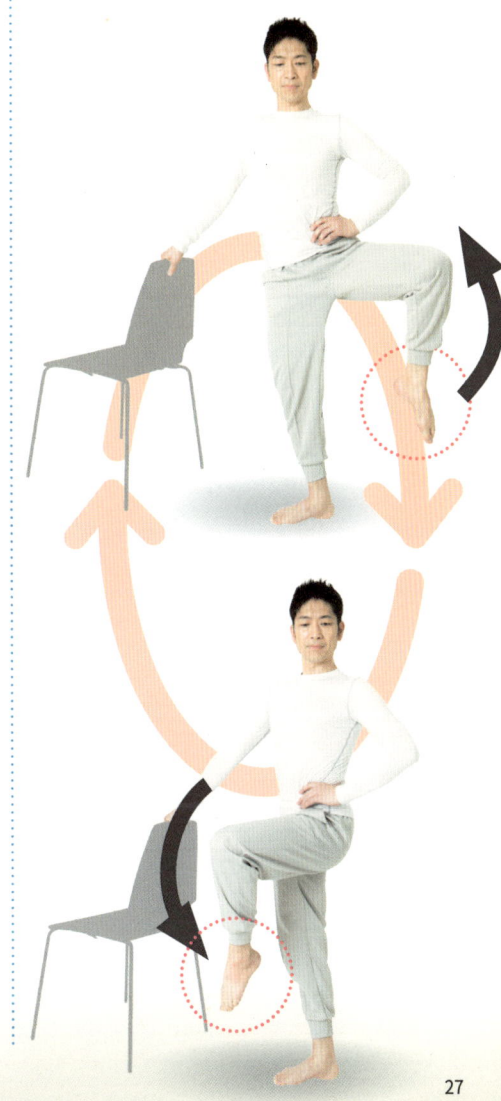

준비운동
어깨뼈

위아래로 팔 흔들기

오른쪽과 왼쪽 팔을 번갈아 위아래로 흔듭니다. 팔을 쭉쭉 늘이며 손이 먼 곳을 향하도록 의식합니다.

24~27쪽에서 안내한 준비 운동을 해보면 알겠지만 동작 자체는 익숙합니다. 그렇지만 의식을 바꾸기만 해도 가동범위가 더 늘어나는 것을 실감할 수 있습니다.

　어깨뼈는 팔을 움직이기 위해 다양한 방향으로 움직이는 큰 뼈입니다. 어깨뼈의 가동범위에 제한이 생기면 팔과 골반 심지어 온몸의 동작에 문제가 생깁니다. 제대로 움직여서 몸을 따뜻하게 만들어줍시다.

　여기서는 기본적인 동작으로 위아래로 팔 흔들기, 팔 벌리기, 어깨 돌리기 운동을 소개합니다.

　가볍게 반동을 줘도 괜찮습니다. 큼직하게 리듬에 맞춰 움직여야 합니다.

　이때 팔을 어깨뼈에서 뽑아낼 듯이 멀리 큼직하게 움직이면 팔의 가동범위가 넓어져 어깨뼈의 움직임도 좋아집니다.

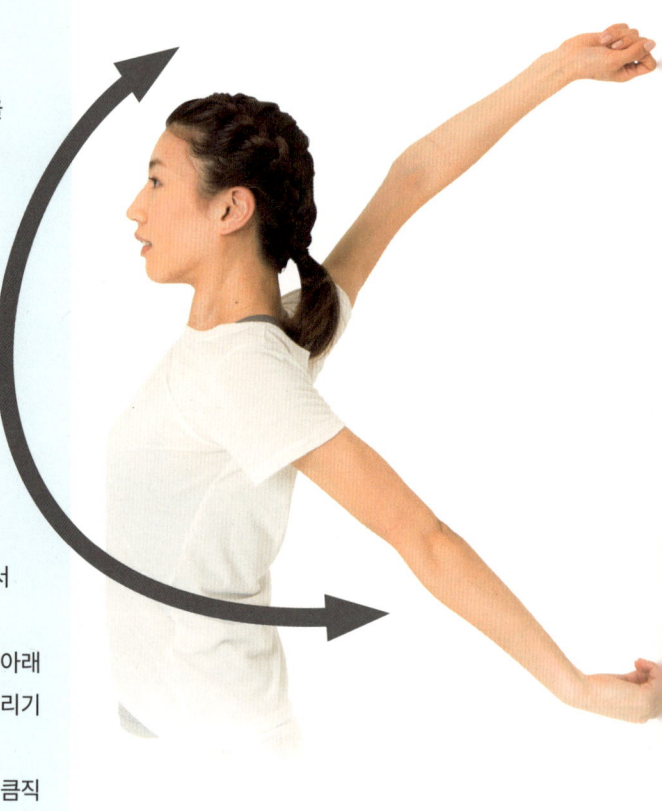

팔 벌리기

팔을 크게 사선 방향으로 벌립니다. 팔을 쭉 뻗어 손이 먼 곳을 향하도록 의식합니다. 가슴 근육까지 스트레칭할 수 있습니다.

어깨 돌리기

어깨를 크게 돌립니다. 팔꿈치로 큼직하게 원을 그린다고 의식합니다. 안쪽으로 돌리기, 바깥쪽으로 돌리기 동작을 좌우 각각 실시합니다.

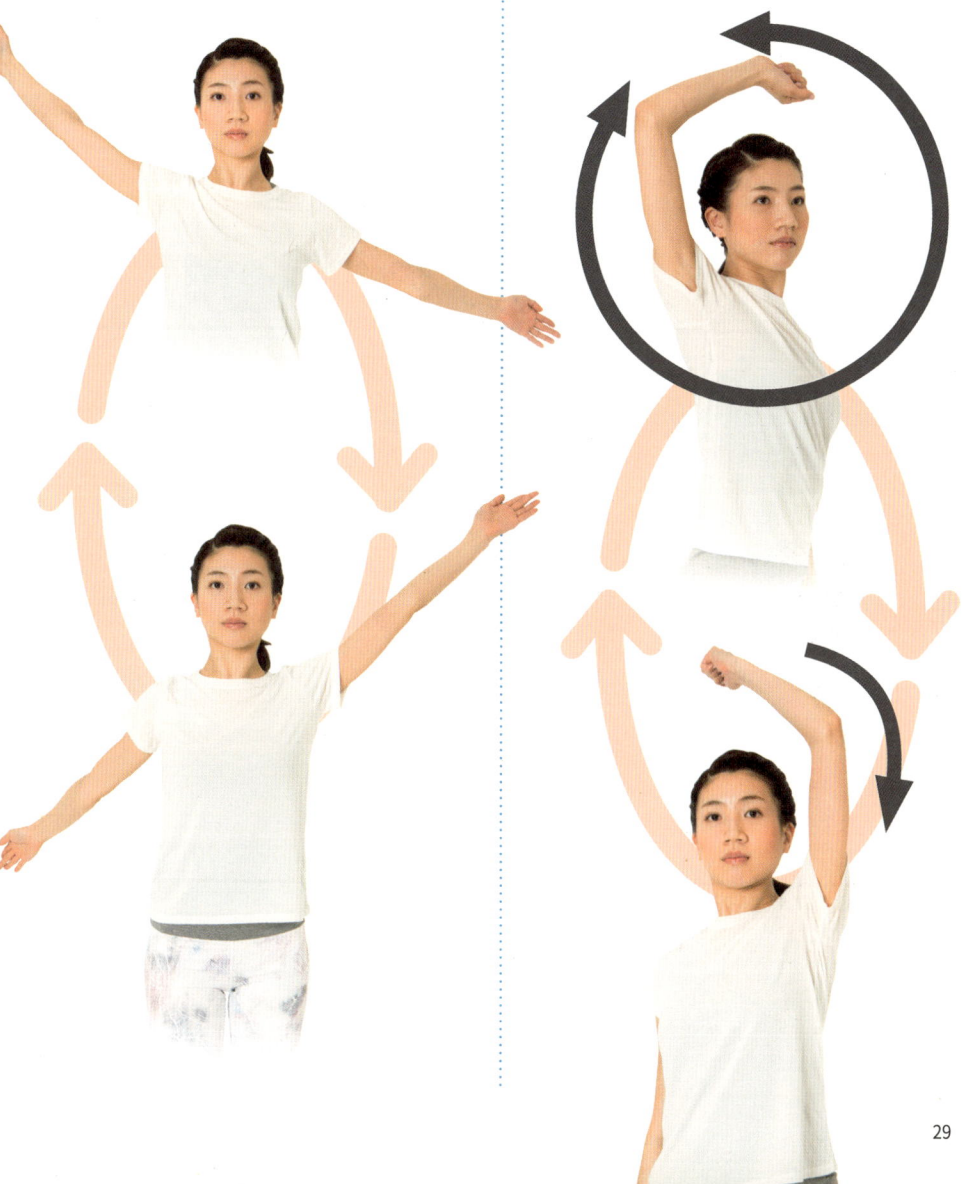

이 책에서 사용하는
도구 소개

이 책에서는 짧은 시간 내에 스트레칭이 더 효과적으로 이뤄지도록 몇 가지 도구를 사용합니다. 집에 있는 물건으로 대체해도 좋으니 도구가 없다면 주변에 활용할 만한 것이 있는지 찾아봅시다. 책에서는 요가 매트와 의자 등도 사용합니다.

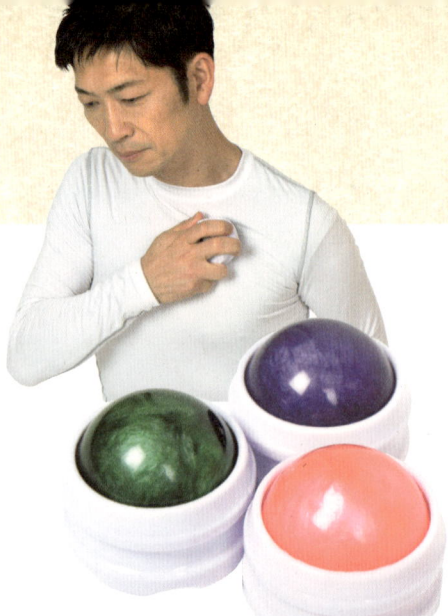

마사지 볼

볼 부분만 독립적으로 자유롭게 회전하기 때문에 원하는 부위를 집중적으로 마사지할 수 있습니다. 골프공이나 테니스공으로 대체해도 좋습니다.

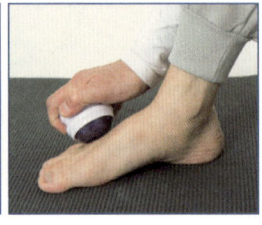

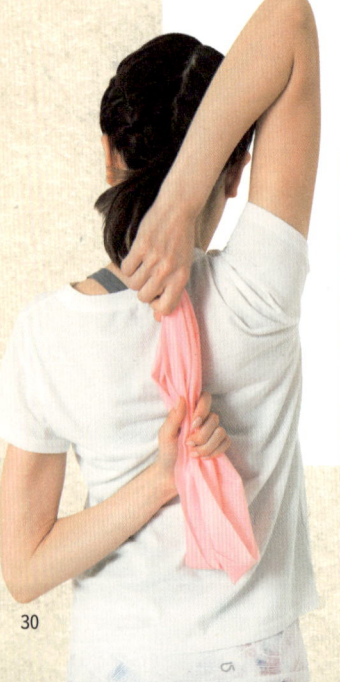

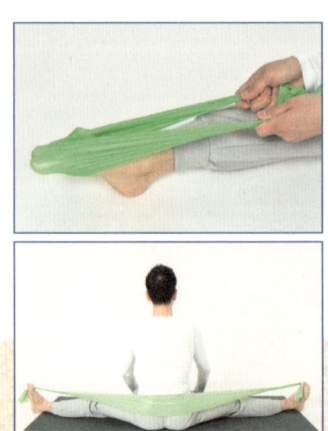

고무 밴드

자세에 맞춰 길이를 조절해가며 자유롭게 부하를 줄 수 있습니다. 신축성이 거의 없긴 하지만 타월 등으로 대체해도 됩니다.

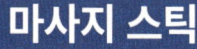
마사지 스틱

롤러 부위가 독립적으로 움직여 간편하게 사용할 수 있는 도구입니다. 랩의 딱딱한 심으로 대체해도 괜찮습니다.

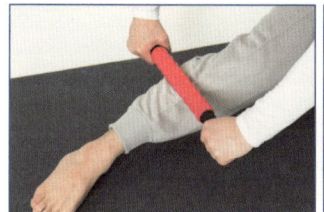
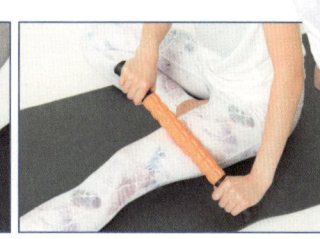

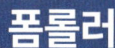
폼롤러

울퉁불퉁한 부분이 근막을 누르면서 늘여줍니다. 프로 댄서들은 대부분 폼롤러를 활용합니다. 맥주병이나 둥글게 만 목욕 타월을 사용해도 좋습니다.

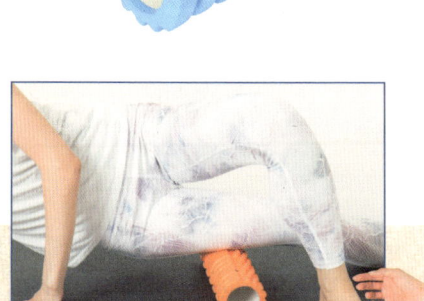
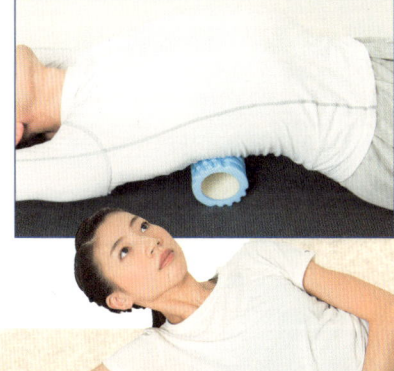

운동할 때 주의할 점

즐거운 마음으로 임하자

탑기어 스트레칭의 특징은 효과를 즉시 느끼게 된다는 데 있습니다. '어? 내 다리가 이렇게까지 찢어지는구나'라고 느껴질 때가 기회입니다. 이때 '어디까지 찢을 수 있는지 시험해봐야지'라는 적극적인 마음으로 즐겁게 임해봅시다. '나는 몸이 뻣뻣해서 스트레칭은 힘들어'라는 마음으로는 효과를 보기 어렵습니다.

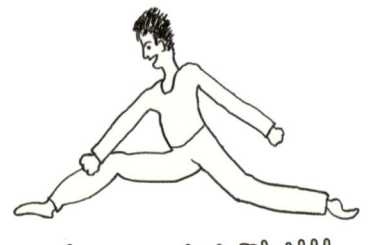

앞뒤로도 다리 찢기!!!

파 트 너 의 마 음 가 짐

둘이서 할 수 있는 스트레칭도 소개합니다.
파트너는 다음의 세 가지를 반드시 지켜주시기 바랍니다.

1. 반동을 주지 않는다
문자로 표현하면 '꾹꾹꾹'이 아니라, '꾸욱------'입니다.

2. 상대방의 반응을 재차 확인한다
'아직 괜찮아?' '좀 더 갈 수 있겠어?'라고 상대방에게 확인해가며 진행합니다.

3. 차가운 손으로 만지지 않는다
차가운 손을 몸에 대면 근육이 수축해버려 역효과가 납니다.

CHAPTER

2

부위별 최고의 유연성을 얻을 수 있는 스트레칭

전신을 12군데로 나누어 부위별로
뇌과학 접근법, 근막 접근법 스트레칭을 소개합니다.

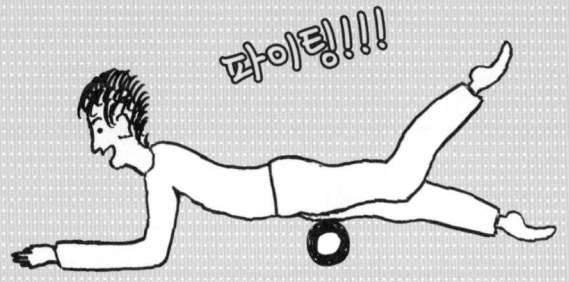

1 | 목 (목빗근 · 등세모근)
스트레칭

각 근육의 기능

목빗근은 머리 부위를 안정적으로 받치며 머리를 옆으로 흔들거나 기울이는 동작도 지지합니다. 등세모근은 팔의 동작을 돕고, 어깨뼈가 바른 위치에 자리잡도록 합니다.

이 부위가 경직되면 등에 군살이 붙고, 가슴이 쉽게 처집니다. 어깨 결림이나 손 저림, 일자목 증상이 있는 사람은 목에 통증을 자주 느끼게 됩니다.

경직되는 원인

- 장시간 동안 책상에서 하는 업무
- 새우등
- 운동 부족
- 잦은 스마트폰 사용(일자목)

유연성이 좋아질 때 얻는 효과

- 목 결림과 어깨 결림 개선
- 바른 자세
- 발레할 때 회전 동작을 안정감 있게 수행
- 축구할 때 목 동작이 상황에 맞게 민첩해짐

이번 장에서 다루는 주요 근육

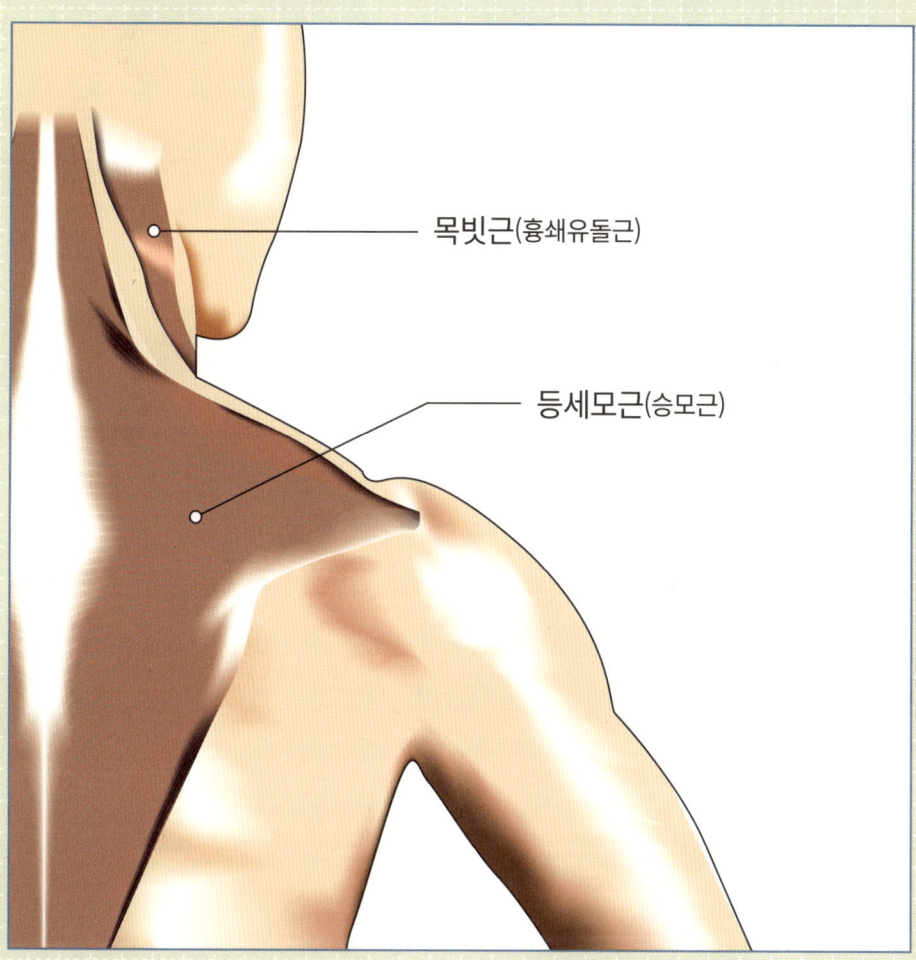

목빗근(흉쇄유돌근)

등세모근(승모근)

목 스트레칭

뇌과학 접근법

늘이는 부위의 어깨가 올라가면 스트레칭 효과가 반감됩니다.

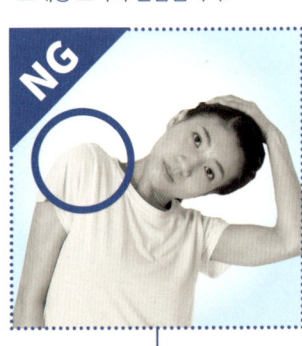

START

2초 저항

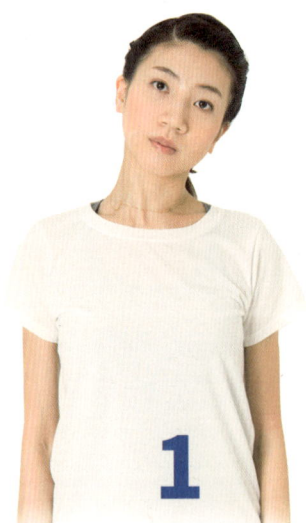

1

양쪽 어깨를 내리고, 무리하지 않게 목을 옆으로 최대한 기울인 지점(앞으로 이 책에서는 '가동범위'라고 표현)에서 시작.

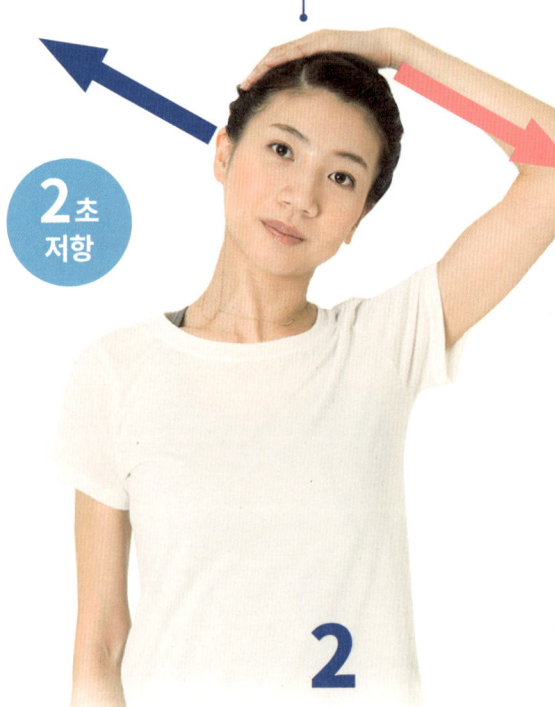

2

2초간 숨을 멈추고 빨강과 파랑 양쪽에서 서로 줄다리기하는 이미지로 힘을 줍니다.

(2초 저항+2초 힘 빼기)×3회=12초

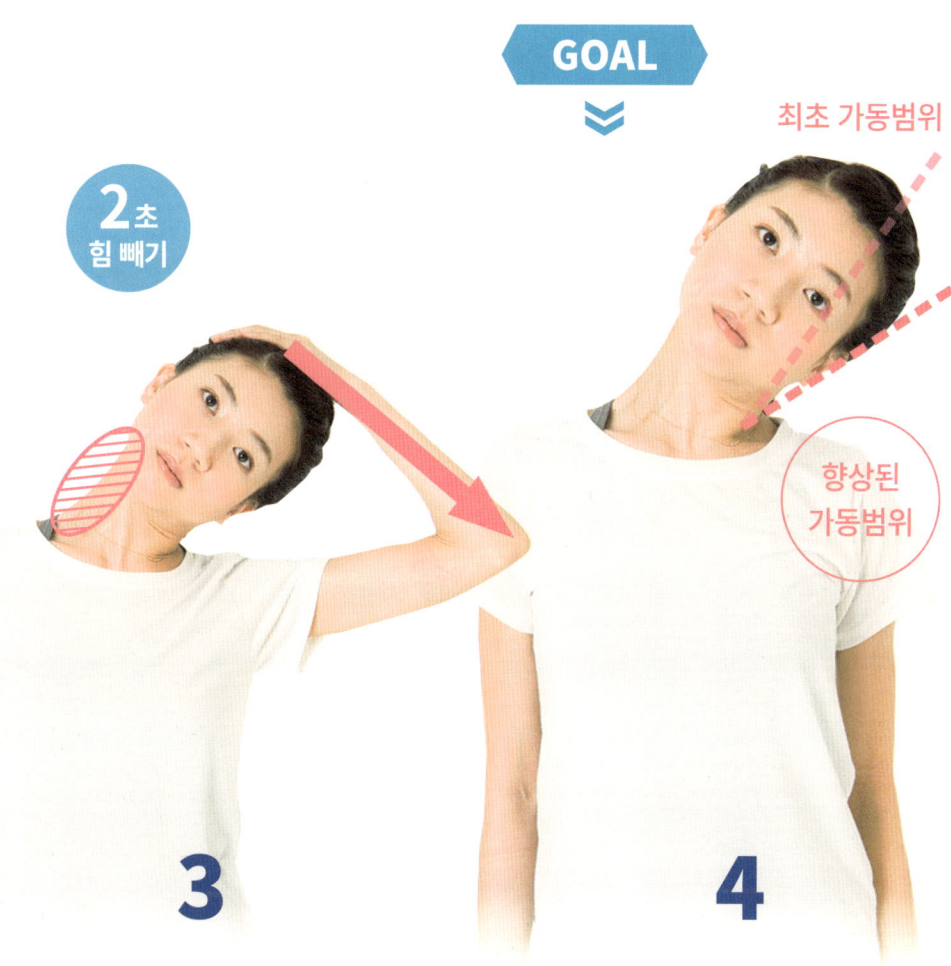

3 숨을 크게 내쉬며 목에 힘을 빼는 동시에 손으로 머리를 당깁니다. 2, 3의 동작을 3번 반복합니다.

4 다시 목을 옆으로 기울여봅시다. 처음(1)보다 목을 더 기울일 수 있게 되었다고 느낄 것입니다.

목 스트레칭
뇌과학 접근법

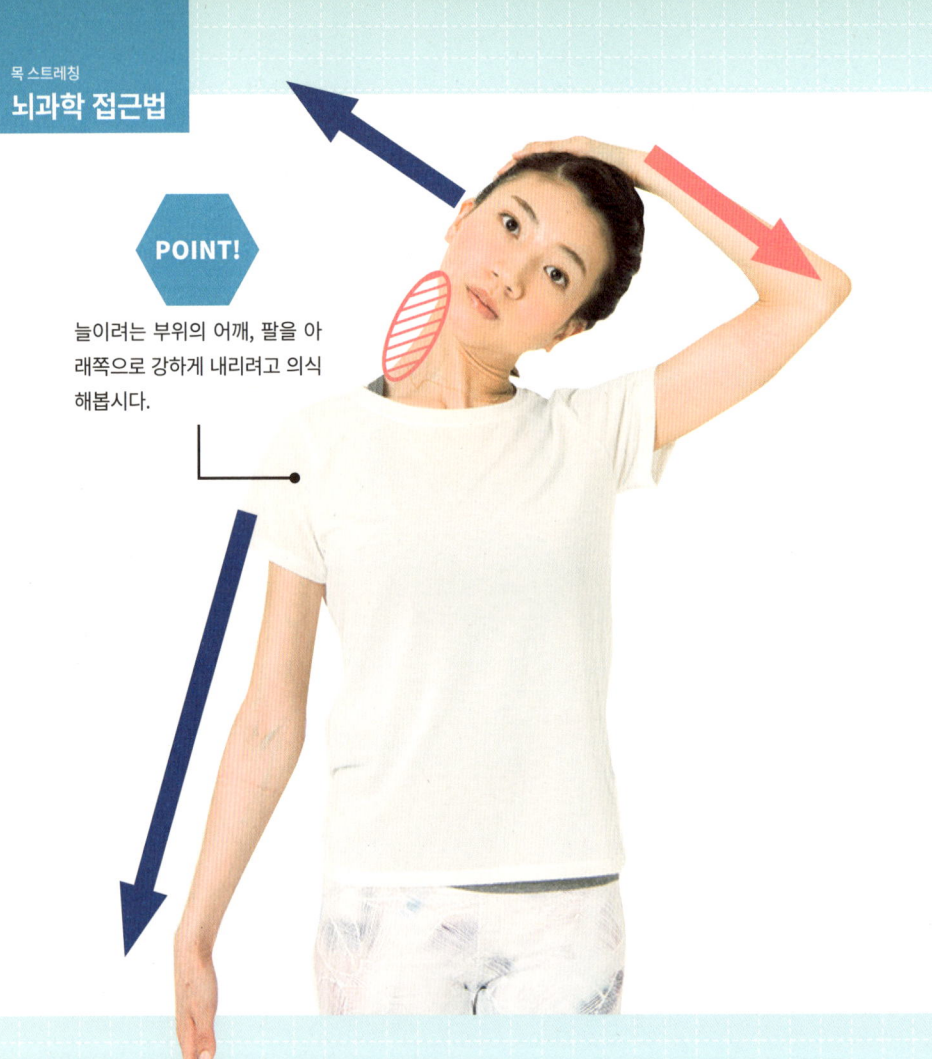

POINT!
늘이려는 부위의 어깨, 팔을 아래쪽으로 강하게 내리려고 의식해봅시다.

뇌과학 접근법 운동의 비결

뇌과학 접근법의 특징은 ① 짧은 시간 동안 힘을 주어 저항했다가 ② 힘을 뺀다는 점입니다. '하나, 둘'에 숨을 멈추며 힘을 주고, '셋'에 숨을 크게 내쉬며 힘을 뺍니다. '하나~둘, 셋!'에 맞춰 이 동작을 리듬감 있게 반복해봅시다.

앞으로 다른 방향의 운동, 다른 부위의 운동을 여러 가지 소개하는데, 부위나 방향이 달라도 기본적인 절차는 동일합니다. 이 책에서 다루지 않는 동작을 스스로 취할 때도 응용해볼 수 있겠죠.

변형 동작

정면이나 사선 방향으로 기울이는 동작, 옆으로 향하는 동작을 취할 때도 같은 요령으로 실시합니다. 다만 머리 뒤쪽은 중요한 신경이 많이 지나는 부위이니, 뒤로 젖히는 동작을 취할 때 힘을 과하게 싣지 않도록 각별히 주의합니다.

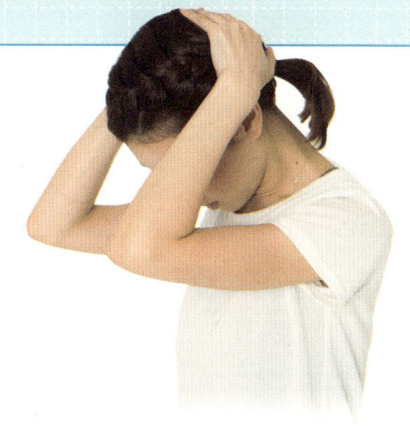

손의 힘으로 목을 누르는 동시에 목의 힘으로 저항하면 목 뒷면이 스트레칭됩니다.

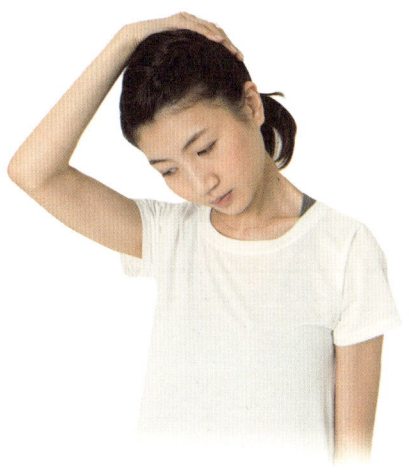

사선 방향으로 목을 내리는 동시에 목의 힘으로 저항합니다.

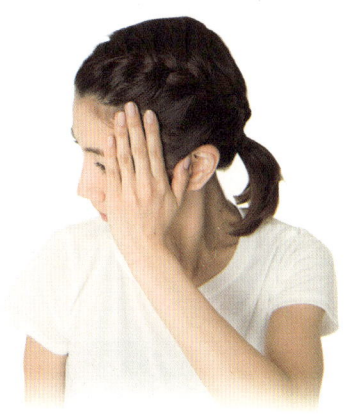

손으로 얼굴이 옆을 향하도록 힘을 주는 동시에 고개는 정면을 향하려는 힘으로 저항합니다.

둘이서

파트너는 상대방의 어깨를 누르며 목을 옆으로 기울입니다. 이때 당사자가 목을 밀어 올리면, 목에서 어깨까지의 부위가 강하게 스트레칭됩니다.

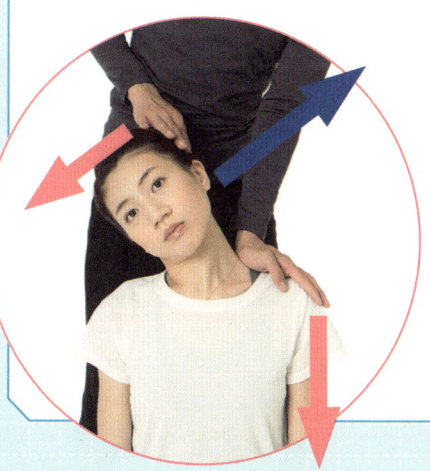

목 스트레칭

근막 접근법

각 **30**초

목 옆쪽을 누르면서 목을 천천히 크게 움직입니다.

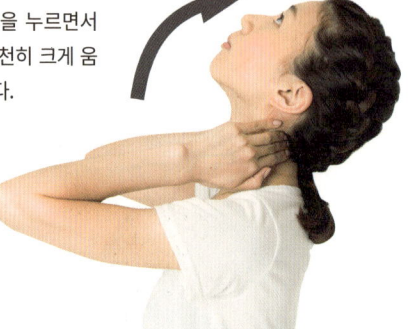

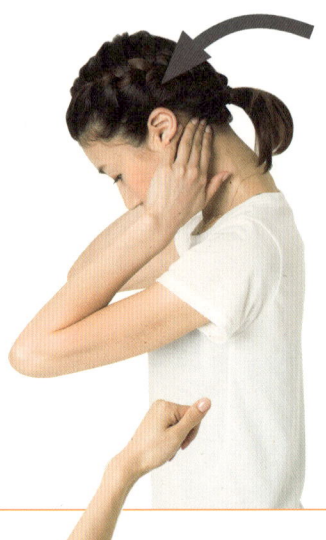

1   **2**

목과 몸통이 연결된 부위를 누르면서 목, 어깨, 등을 크게 움직입니다.

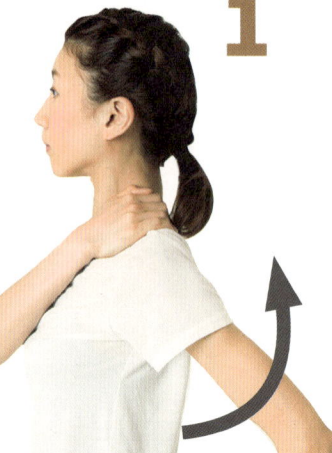

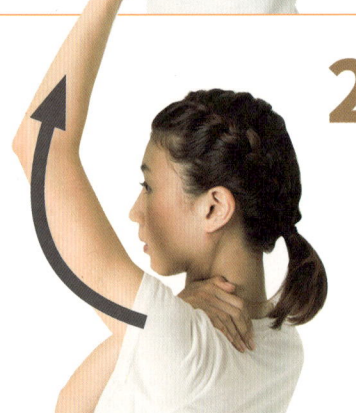

1   **2**

근막 접근법 운동의 비결

근막 접근법의 기본적인 사고방식은 경직된 부위를 지그시 누르며 근육이나 관절을 천천히 크게 움직이는 것입니다.

앞으로 다양한 운동을 소개하는데 부위나 방향이 달라도 기본적인 절차는 동일합니다.

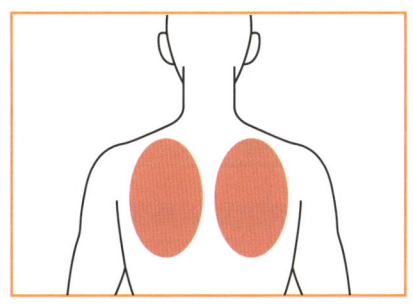

등세모근은 손으로 누르기 어려운 근육입니다. 위 그림의 위치에 마사지볼 등을 대고, 체중을 실어 등을 크게 움직입니다.

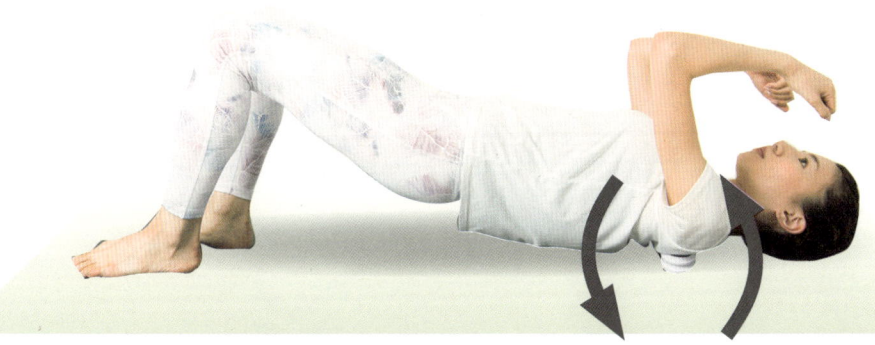

볼이나 폼롤러에 체중을 싣고 어깨를 크게 돌립니다.

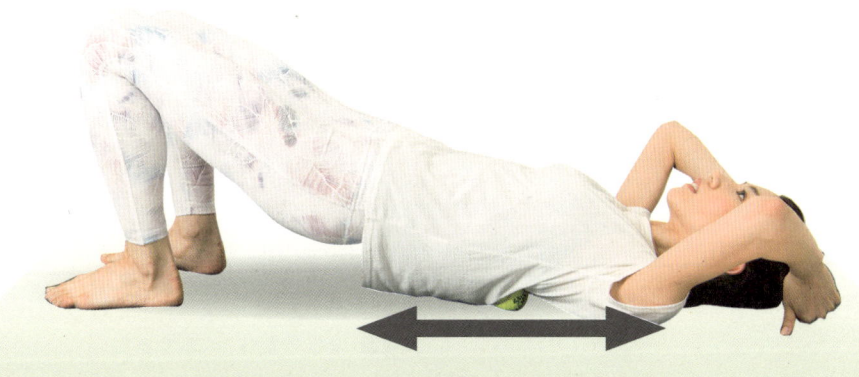

볼이나 폼롤러에 체중을 싣고 몸을 위아래로 움직입니다.

2. 어깨 (어깨세모근·앞톱니근·큰원근) 스트레칭

각 근육의 기능

어깨세모근은 팔 동작 전체를 조절하며, 팔을 앞으로 내밀거나 올리고, 뒤로 뻗는 움직임 등을 도우며 어깨관절을 안정적으로 만듭니다.

앞톱니근은 팔을 앞으로 뻗거나 무언가를 누르는 역할을 합니다.

큰원근은 팔을 내리는 기능을 담당합니다.

이 부위가 경직되면 동결견(오십견)과 같은 염증이 발생합니다.

경직되는 원인

- 장시간 동안 책상에서 하는 업무
- 에어컨 때문에 차가워진 어깨
- 던지는 운동을 많이 함
- 잦은 스마트폰 사용
- 늘 같은 쪽으로 짐을 듦

유연성이 좋아질 때 얻는 효과

- 목 결림과 어깨 결림 개선
- 배구할 때 중 강하게 공격
- 테니스할 때 서브 기술이 빨라짐
- 팔을 크게 흔들며 빠르게 달림
- 수영할 때 스트로크가 커짐

이번 장에서 다루는 주요 근육

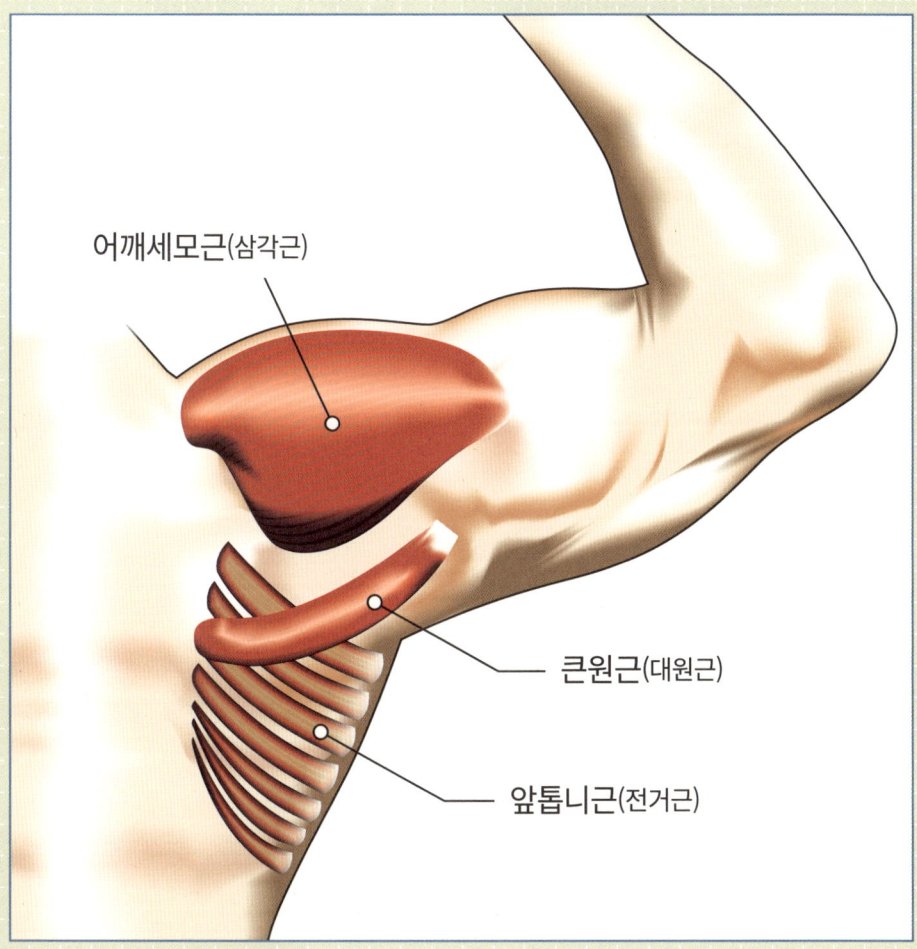

어깨 스트레칭

뇌과학 접근법

팔꿈치를 굽히면 어깨세모근이 잘 늘어나지 않습니다.

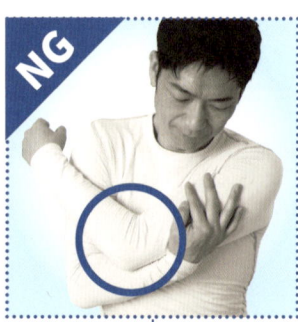

2초 저항

2초 힘 빼기

최초 가동범위

향상된 가동범위

1

가슴 앞에서 뻗은 팔을 끌어당겨 최초 가동범위에서 2초간 어깨 힘으로 밀어냅니다.

2

어깨 힘을 빼고 팔을 끌어당깁니다. 향상된 가동범위에서 같은 동작을 실시합니다. 1, 2를 3번 반복합니다.

이 운동은 팔 아래 근육(위팔세갈래근)의 스트레칭도 되지만, 어깨를 내리는 힘으로 저항하려고 의식하면 어깨 스트레칭이 됩니다.

이 책에서는 편의상, 몇 가지 부위별 운동을 소개하지만 더욱 다양한 부위로 이어지는 동작이 있습니다. 이때 어느 부위를 스트레칭할지 의식함에 따라 늘어나는 부위가 달라집니다.

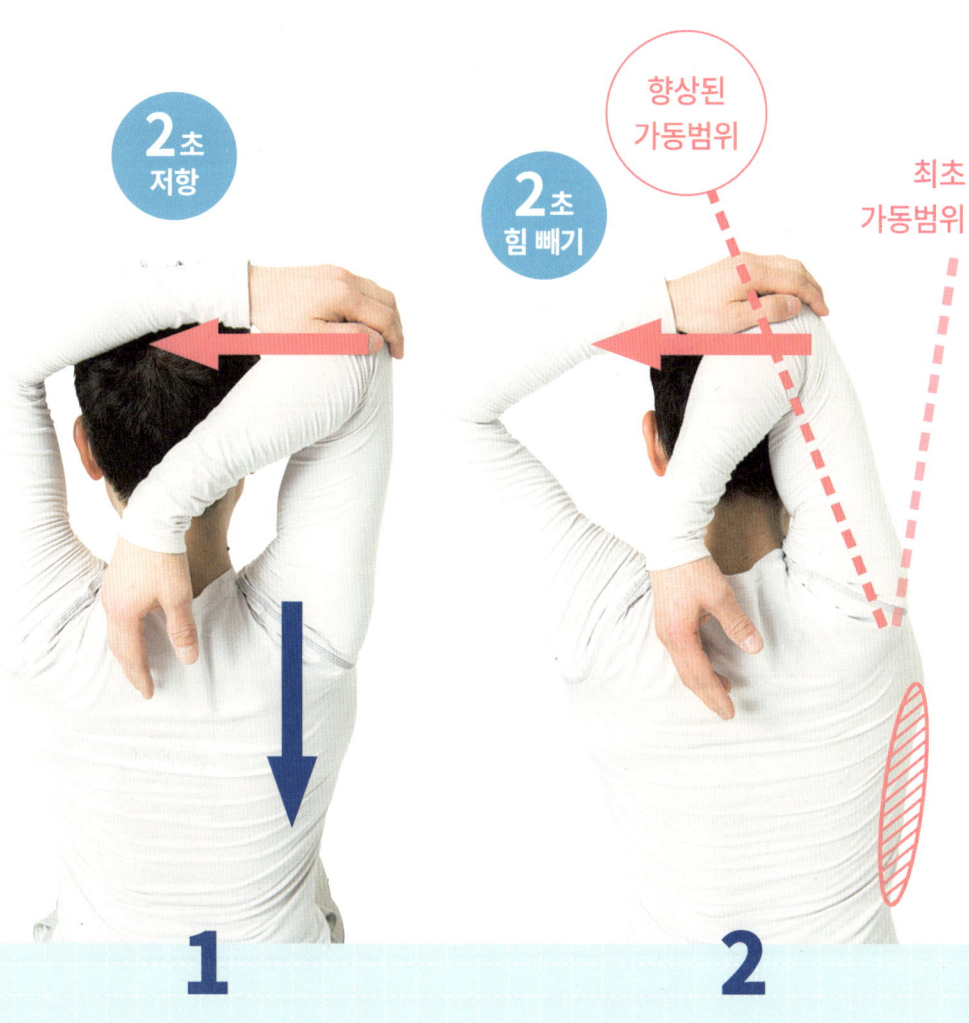

머리 뒤에서 팔꿈치를 끌어당깁니다. 가동범위에서 2초간 어깨를 눌러 내리듯 저항합니다.

어깨 힘을 빼고 팔꿈치를 당깁니다. 향상된 가동범위에서 같은 동작을 3번 반복합니다.

어깨 스트레칭
뇌과학 접근법

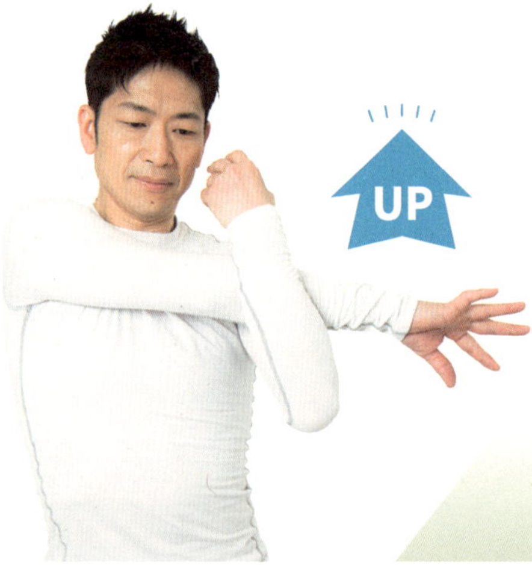

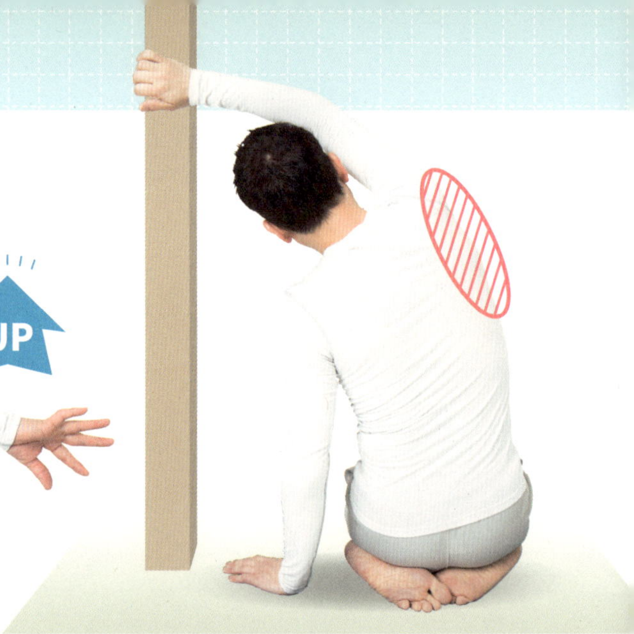

팔을 바깥으로 돌린(손바닥이 정면을 향하도록 팔을 비튼다) 상태에서 실시하면 더욱 효과적입니다.

기둥과 같이 움직이지 않는 것을 쥐고, 겨드랑이 아래가 늘어나도록 저항합니다. 이때 팔의 힘을 빼서 어깨에서 팔꿈치까지의 근육을 사용하지 않도록 주의합니다.

변형 동작

팔의 높이를 바꾸면 스트레칭 되는 부위가 달라집니다.

[올렸을 때]   [내렸을 때]

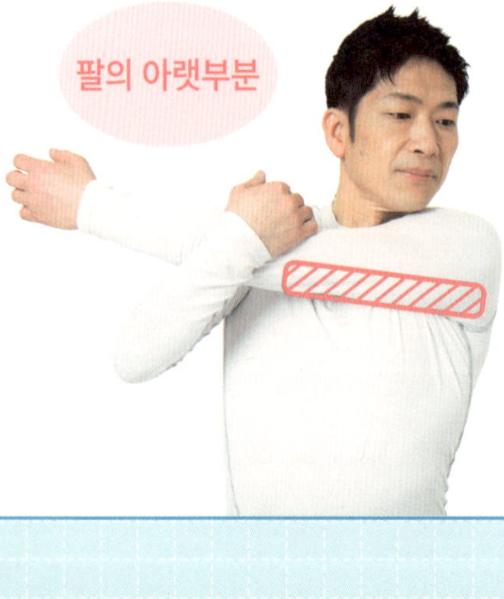

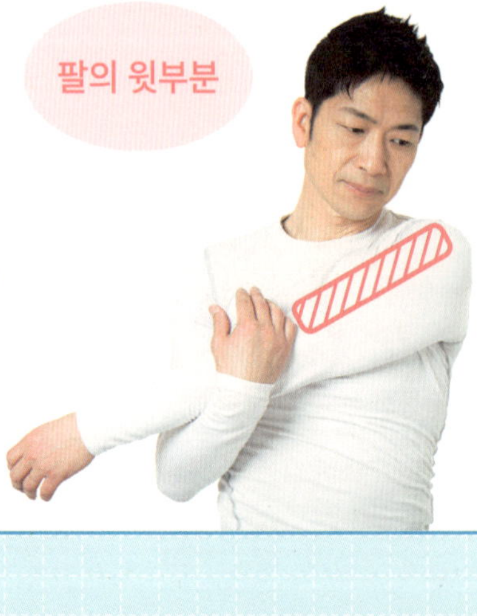

팔의 아랫부분   팔의 윗부분

둘이서

파트너는 상대방의 등을 무릎으로 고정하고 머리 뒤에서 깍지를 끼고 있는 상대방의 팔꿈치를 벌립니다. 당사자는 이 동작에 저항, 힘 빼기를 반복합니다.

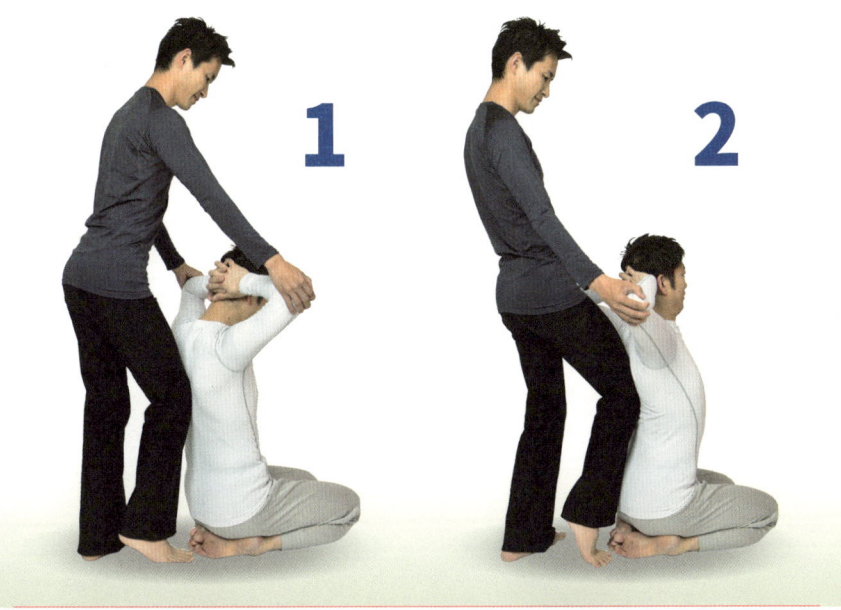

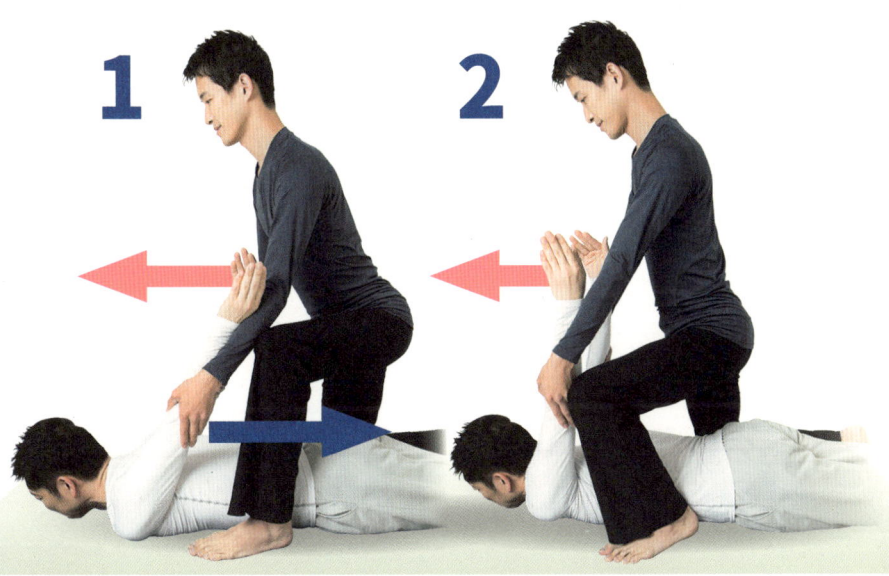

팔을 뒤로 올리는 동작은 혼자서 하기 어려우니 파트너에게 도움을 요청하는 편이 좋습니다.

어깨 스트레칭

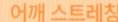

근막 접근법

각 30초

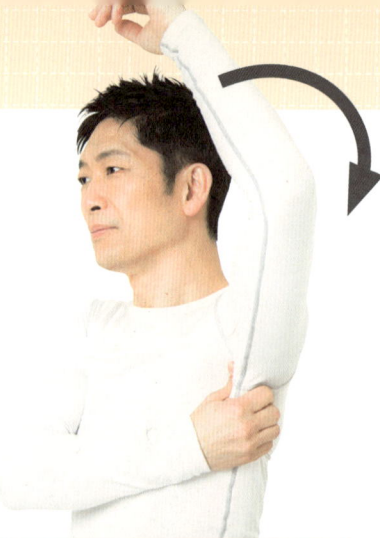

등 쪽에 가까운 겨드랑이 아래(큰원근)를 쥔 상태에서 팔을 천천히 돌립니다.

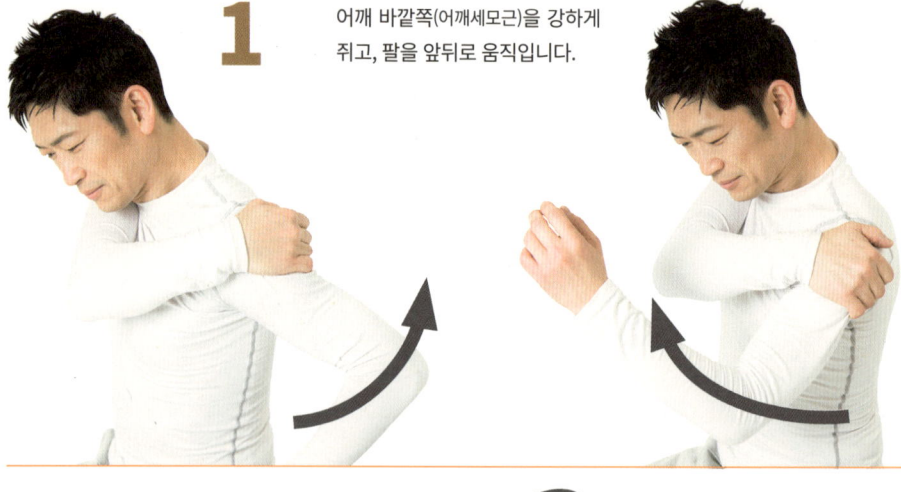

1 어깨 바깥쪽(어깨세모근)을 강하게 쥐고, 팔을 앞뒤로 움직입니다.

폼롤러로 어깨 바깥쪽을 압박하며 몸을 위아래, 앞뒤로 움직입니다.

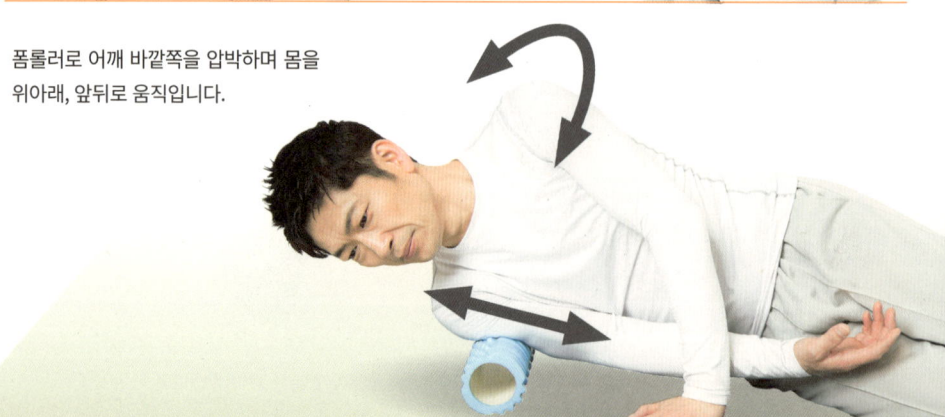

폼롤러로 겨드랑이 아래를 누르며 가슴에서
등 쪽으로 좌우로 몸을 기울입니다.

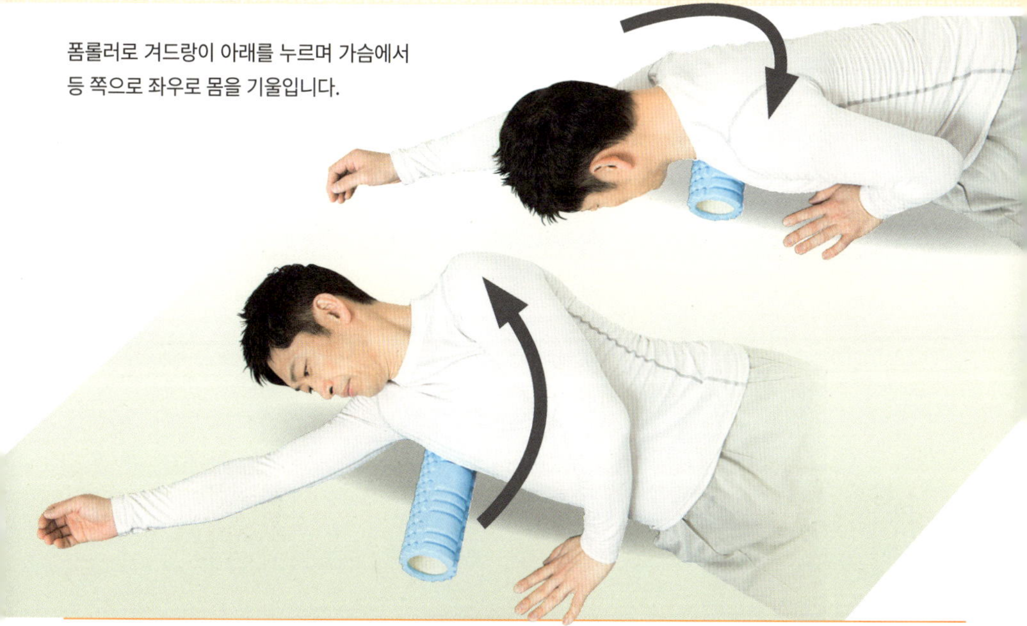

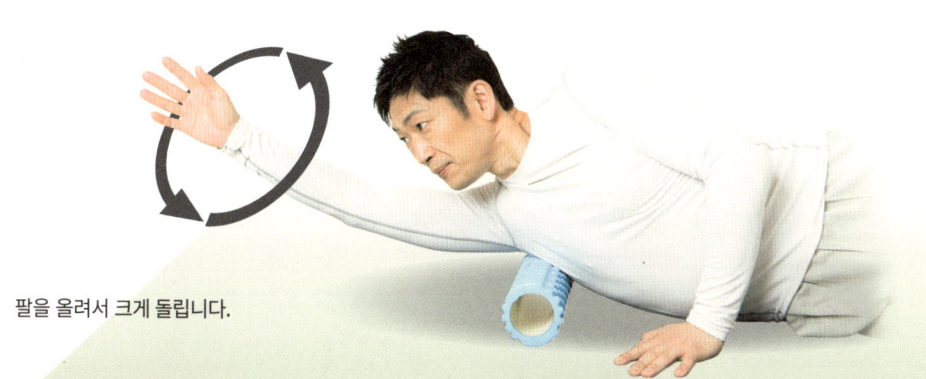

팔을 올려서 크게 돌립니다.

둘이서

파트너는 위에서 누르며 몸을
앞뒤로 움직여줍니다.

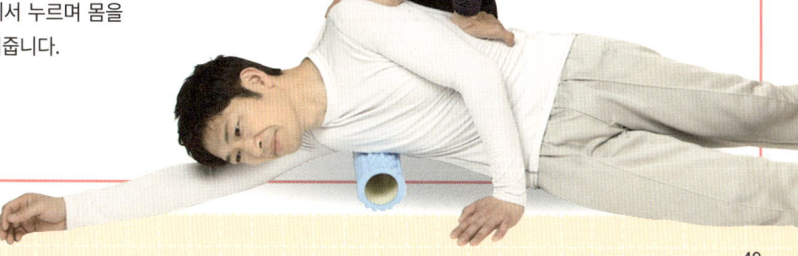

3 팔 (위팔두갈래근 / 위팔세갈래근·위팔노근) 스트레칭

각 근육의 기능

위팔두갈래근은 팔꿈치를 구부리고, 위팔세갈래근은 팔꿈치를 펴는 역할을 하며 팔굽혀펴기 자세 등에 쓰입니다.

위팔노근은 팔꿈치를 구부리거나 아래팔을 비트는 기능을 합니다. 이 부위가 뻣뻣해지면 어깨를 올리기 어렵고 팔꿈치를 펴기 힘들어집니다.

경직되는 원인

- 장시간 동안 책상에서 하는 업무
- 가방을 팔뚝에 거는 습관
- 테니스처럼 팔을 흔드는 운동
- 짐을 자주 듦
- 손가락 끝을 이용할 일이 많음

유연성이 좋아질 때 얻는 효과

- 탁구할 때 스매싱이 빨라짐
- 어깨 결림 해소
- 공을 빠르게 멀리 던지게 됨
- 유도할 때 상대방을 빠르게 끌어당기게 됨
- 동결견(오십견) 증상 개선

이번 장에서 다루는 주요 근육

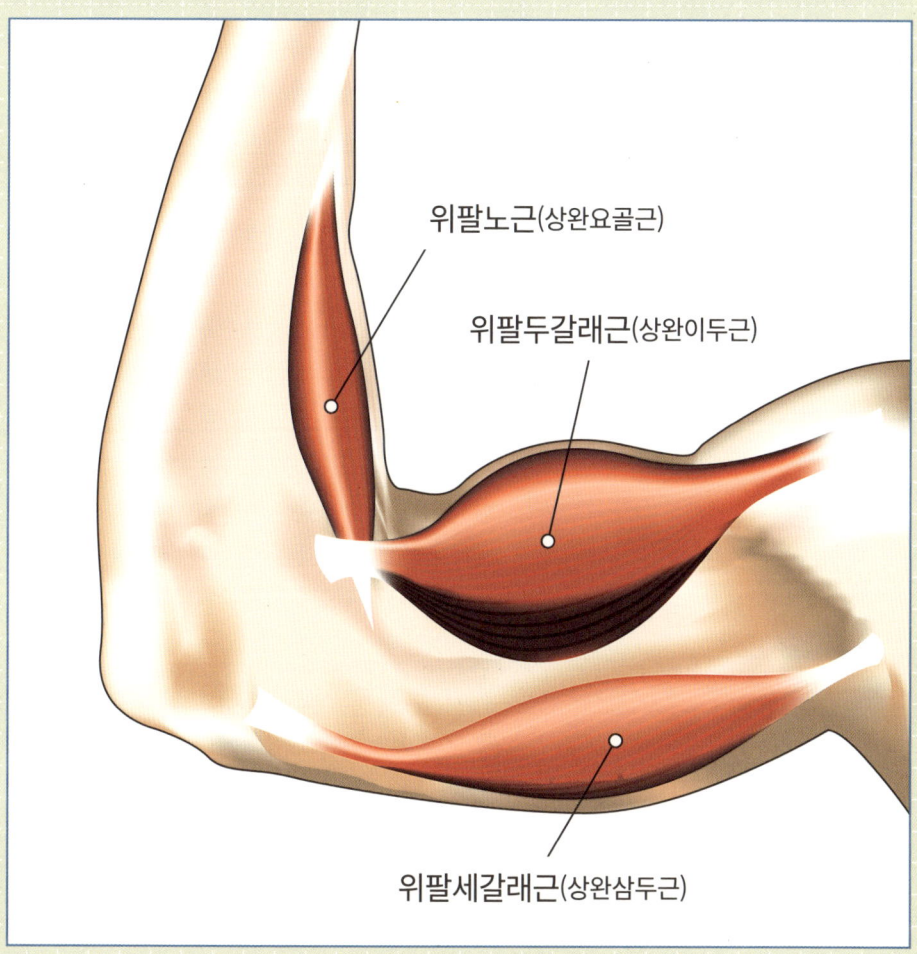

위팔노근(상완요골근)
위팔두갈래근(상완이두근)
위팔세갈래근(상완삼두근)

팔 스트레칭

뇌과학 접근법

1 팔을 쭉 뻗고 손가락 끝을 당깁니다. 위팔두갈래근부터 아래팔까지의 힘으로 2초간 저항합니다.

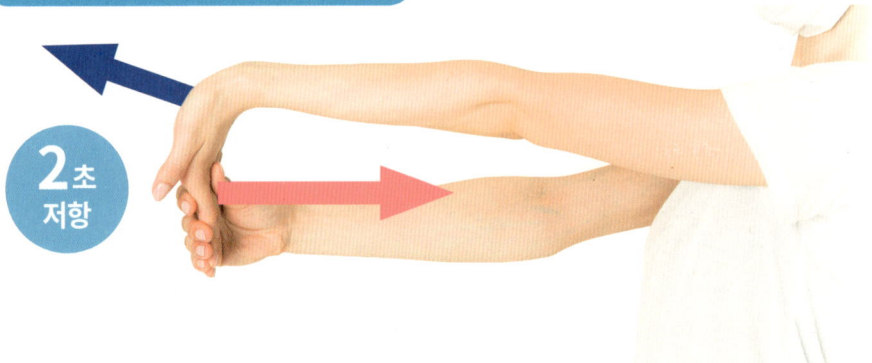

2초 저항

2 쭉 펴낸 팔에서 힘을 뺍니다. 1, 2를 3번 반복합니다.

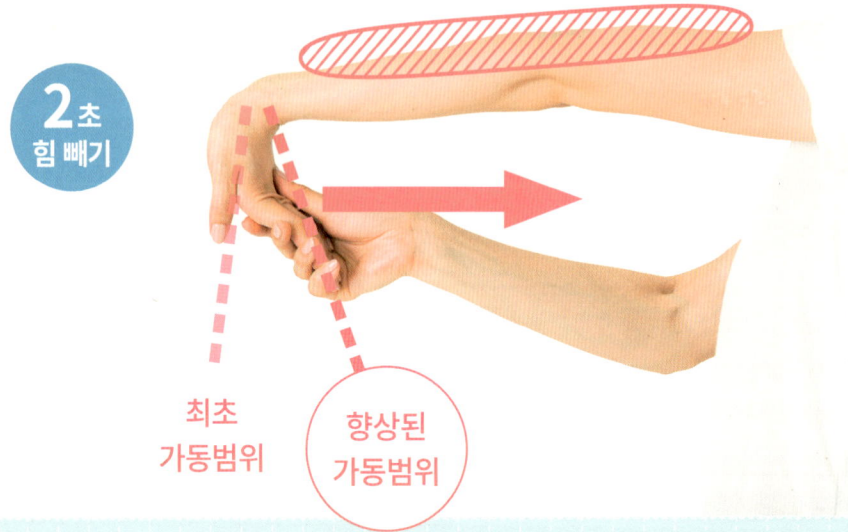

2초 힘 빼기

최초 가동범위

향상된 가동범위

1 의자 등에 팔꿈치를 얹고, 팔꿈치에 힘을 주며 위팔과 등이 일직선이 되도록 만듭니다(위팔세갈래근에 힘이 들어가는 것을 느껴봅니다).

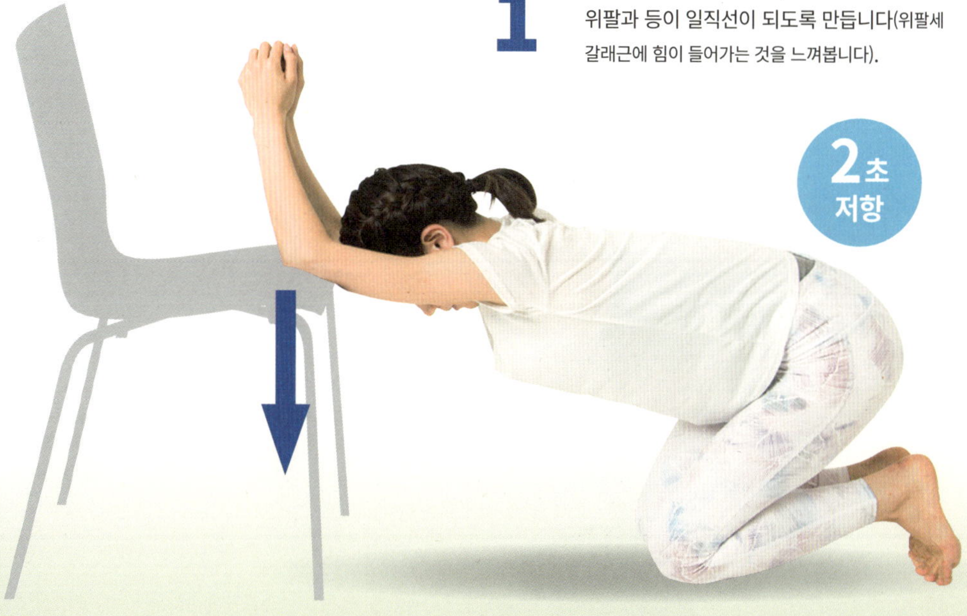

2초 저항

2 단 번에 힘을 빼고, 상체 무게로 어깨를 가라앉힙니다. 1, 2를 3번 반복합니다.

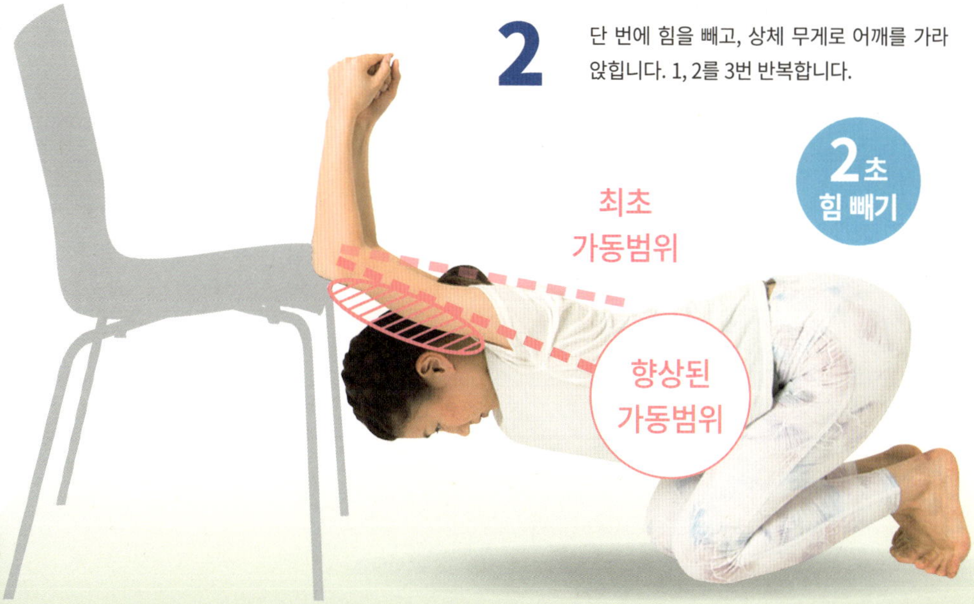

2초 힘 빼기

최초 가동범위

향상된 가동범위

팔 스트레칭
뇌과학 접근법

변형 동작

팔꿈치를 굽힌 상태에서 손목을 당기면 아래팔, 손목에 특화된 스트레칭이 됩니다.

아래에 위치한 팔을 고정하고, 위팔로 고무 밴드를 '2초간 당겨서 힘 빼기'를 반복합니다. 밴드 길이가 조금씩 짧아지도록 잡아봅니다.

둘이서

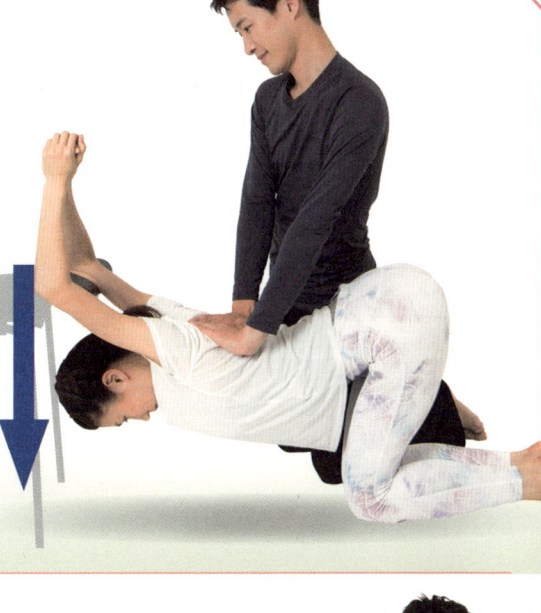

53쪽에 실린 운동 중 파트너는 어깨뼈 사이를 가볍게 눌러서 부하를 주되, 힘을 빼는 동작에 아래로 눌러 줍니다.

1
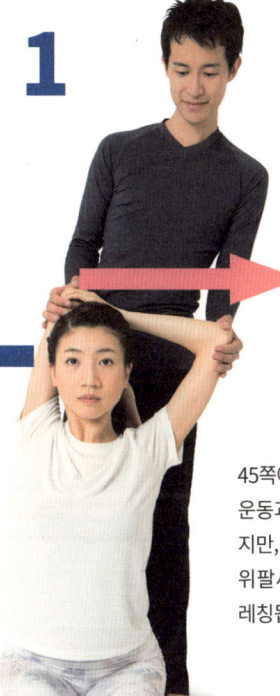

2
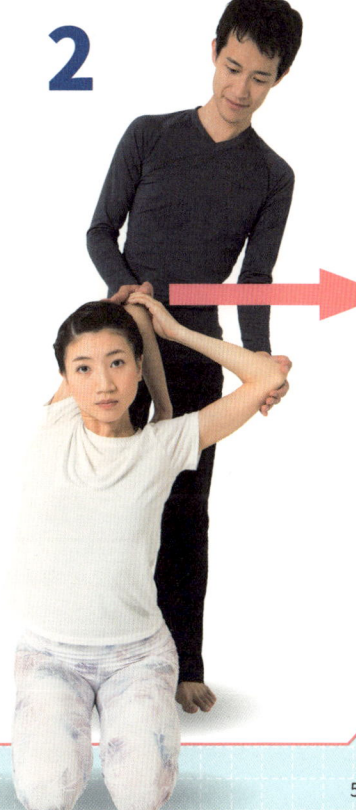

45쪽에서 소개한 어깨 운동과 자세는 동일하지만, 옆으로 저항하면 위팔세갈래근이 스트레칭됩니다.

팔 스트레칭

근막 접근법

각 **30**초

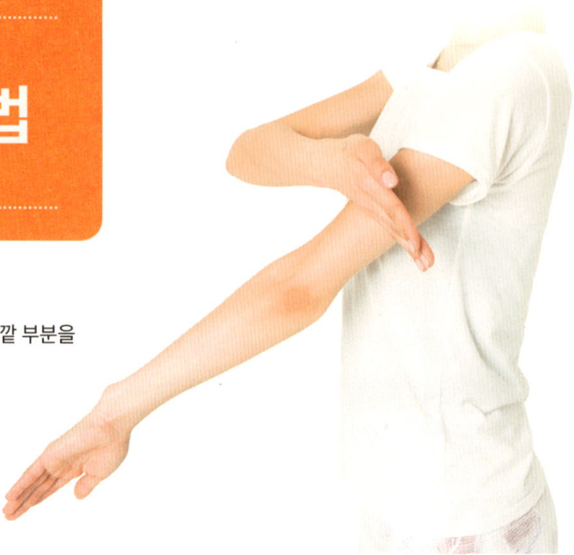

손날로 팔 바깥 부분을 풀어줍니다.

손날로 팔의 앞면을 풀어줍니다.

아래팔을 쥐고 팔꿈치부터 손목까지 전체를 비틀거나 손을 쥐었다가 펴줍니다.

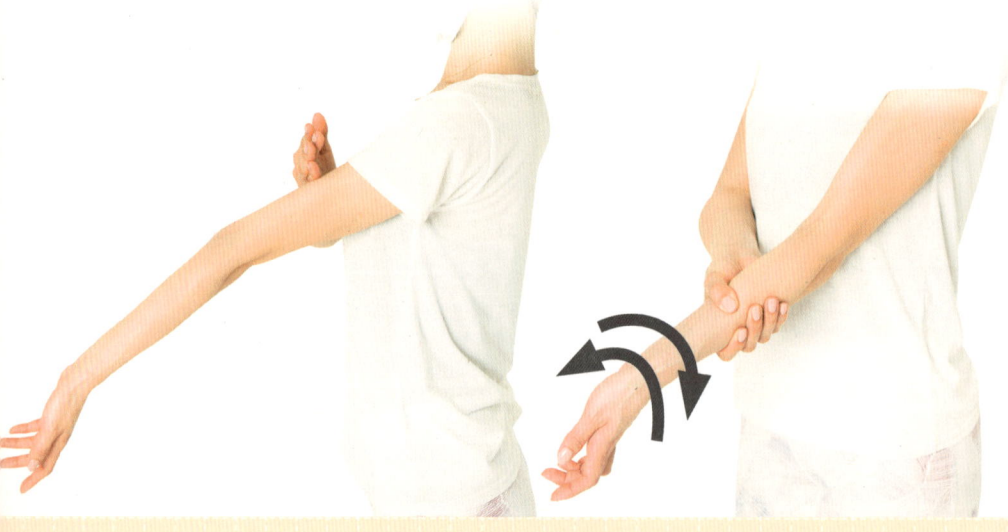

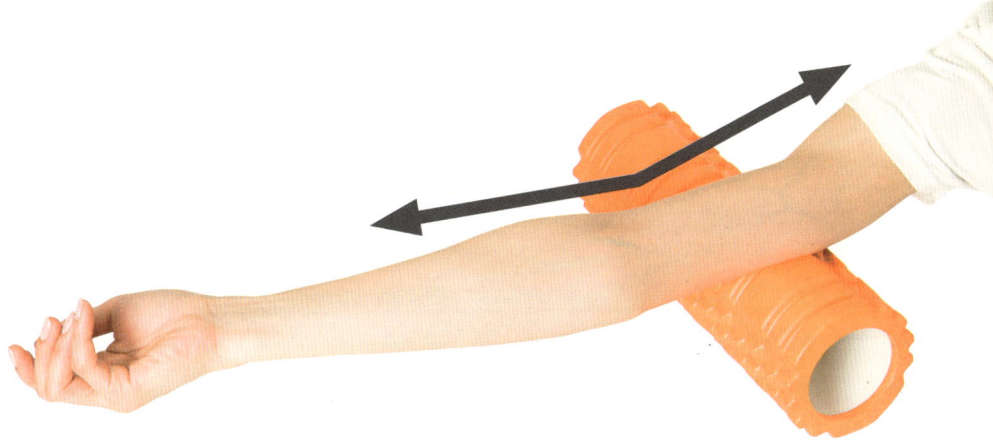

폼롤러에 팔을 올려 굴려줍니다. 위팔뿐만 아니라 아래팔 부위까지 풀어줍니다.
반대편 손으로 팔을 누르며 부하를 줘도 괜찮습니다.

1

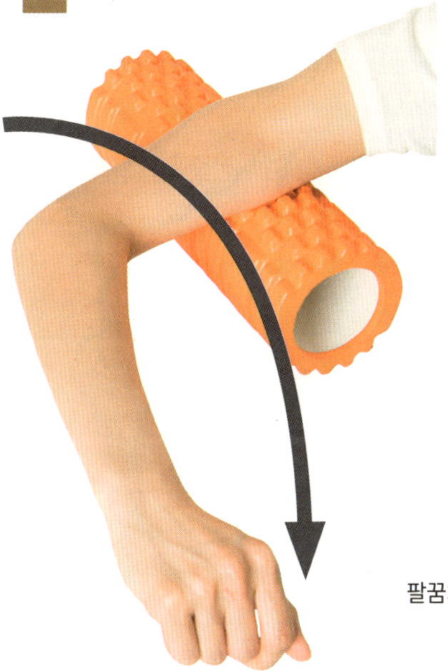

2

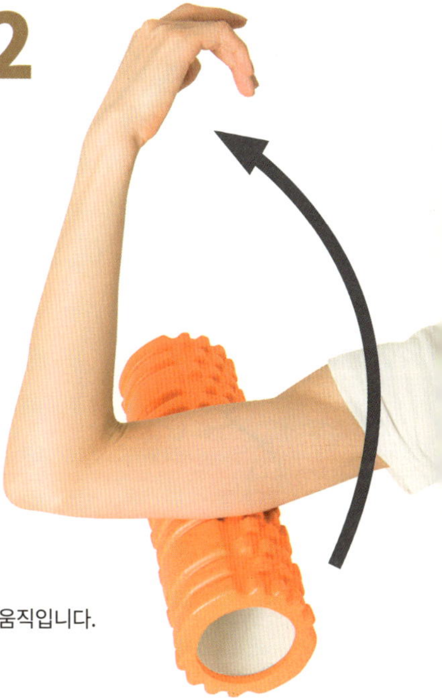

팔꿈치를 굽혀 좌우로 움직입니다.

4 등 (넓은등근 · 척주세움근)
스트레칭

경직되는 원인

- 장시간 동안 책상에서 하는 업무
- 한쪽 어깨나 팔로만 짐 들기
- 다리를 꼬아서 앉는 자세
- 새우등
- 의자 등받이에 축 늘어져 앉기

유연성이 좋아질 때 얻는 효과

- 수영할 때 스트로크가 커짐
- 노를 젓는 힘이 좋아짐
- 바른 자세를 취함
- 새우등 해소
- 어깨 결림과 요통 개선

각 근육의 기능

넓은등근은 어깨관절의 움직임을 조절하고, 팔을 아래나 뒤로 당기는 역할을 합니다.

척주세움근은 척주를 안정되게 하며 자세를 유지하고 상체를 뒤로 젖힐 수 있도록 합니다.

이 부위가 경직되면 말린 어깨, 새우등, 요통, 어깨 결림 증상이 나타납니다.

이번 장에서 다루는 주요 근육

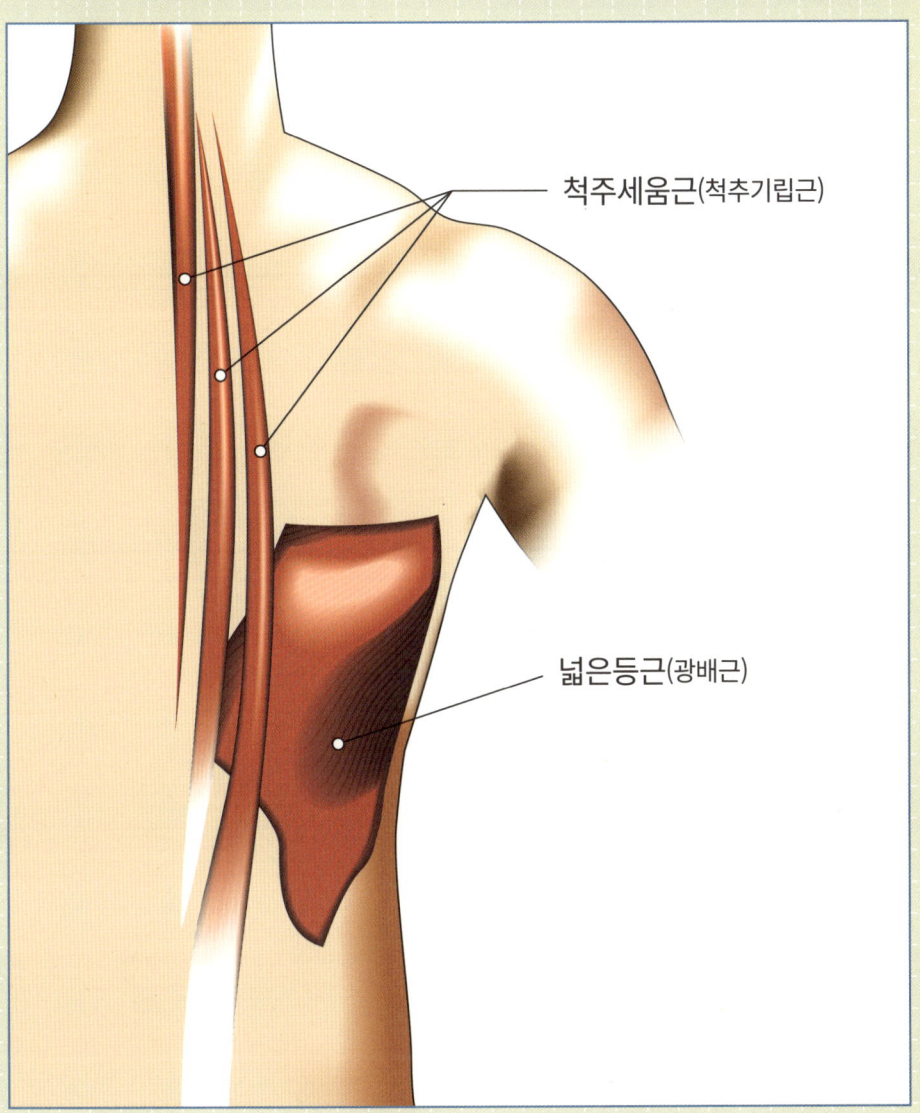

척주세움근(척추기립근)

넓은등근(광배근)

등 스트레칭

뇌과학 접근법

발 전체가 지면에 확실히 닿게 합니다. 뒤꿈치가 뜨면 허리도 들떠서 효과가 반감됩니다.

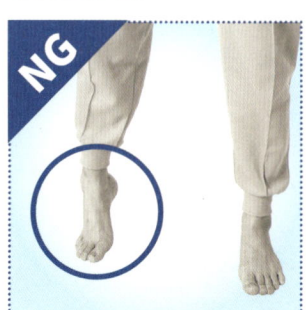

START

1

등을 자연스럽게 뒤로 젖혀 가동범위를 확인합니다.

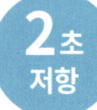
2초 저항

2

손목을 잡고 사선 앞 방향으로 당기며 넓은등근을 늘입니다. 팔의 힘 대신 등의 힘으로 저항합니다.

뒤에서 보면

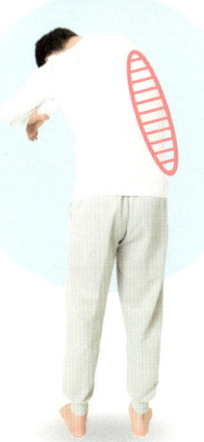

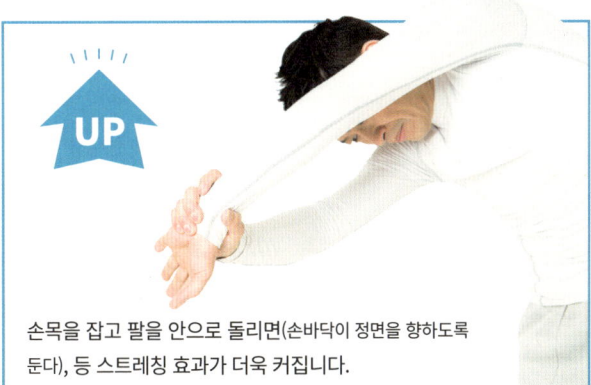

손목을 잡고 팔을 안으로 돌리면(손바닥이 정면을 향하도록 둔다), 등 스트레칭 효과가 더욱 커집니다.

2초 힘 빼기

3

등의 힘을 빼면 약간 사선 앞 방향으로 늘어납니다. 2, 3을 3회 반복합니다. 반대편도 동일하게 실시합니다.

최초 가동범위

향상된 가동범위

4

반대편도 동일하게 실시한 후 다시 등을 뒤로 젖혀 효과를 확인합니다.

등 스트레칭
뇌과학 접근법

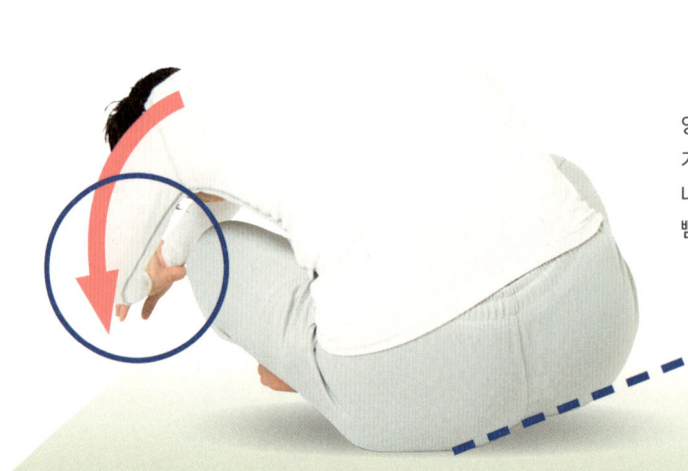

1

양반다리로 앉습니다. 엉덩이가 들려도 괜찮으니 등이 늘어나는 것을 느끼면서 손을 멀리 뻗습니다.

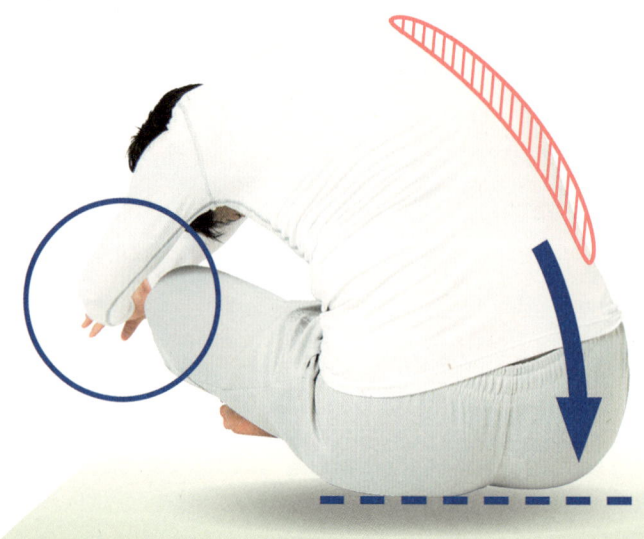

2

되도록 손의 위치가 달라지지 않도록 하면서 엉덩이를 약간 들었다가 힘을 빼면서 엉덩이를 바닥에 툭 떨어뜨립니다.

둘이서

1

팔을 교차한 상태에서 파트너는 뒤에서 손목을 잡고 팔꿈치를 당기며 무릎으로 등을 최대한 지지합니다. 이 자세에서는 팔의 힘을 쓸 수 없기 때문에 등의 힘만으로 저항하게 됩니다.

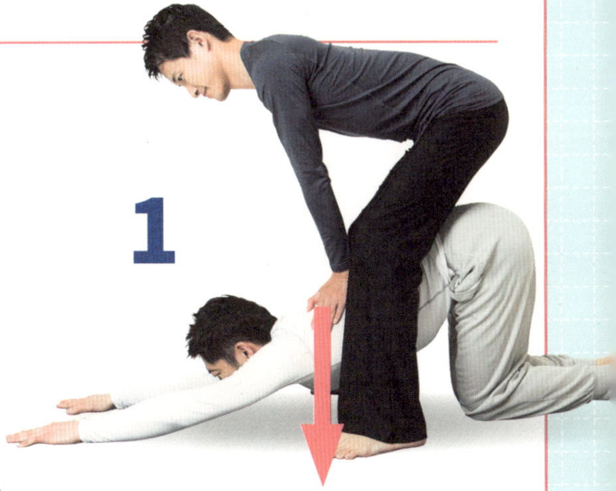

2

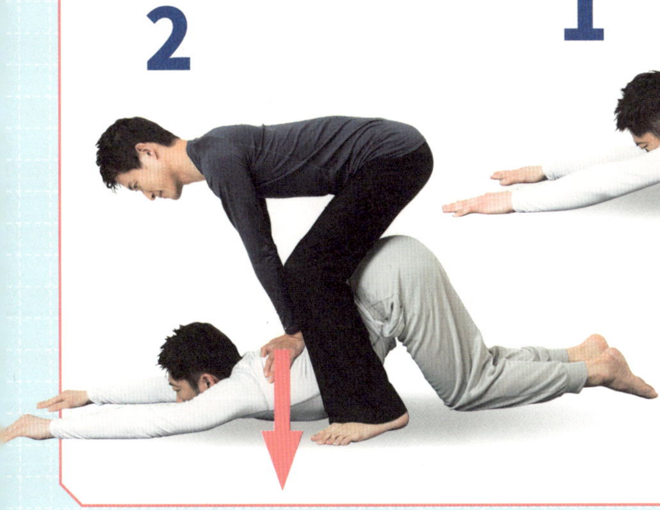

파트너는 어깨뼈 아랫부분을 바닥 쪽으로 누릅니다. 당사자는 등의 힘으로 저항, 힘 빼기를 반복합니다.

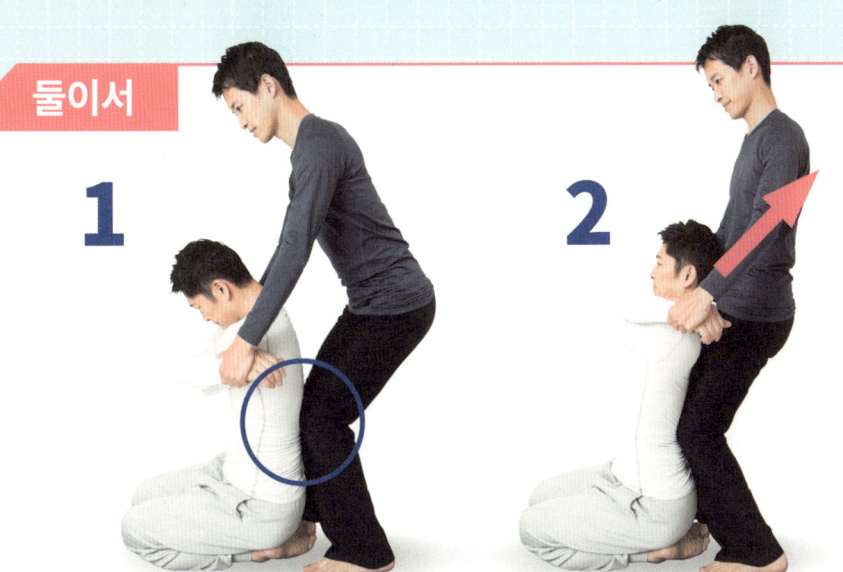

등 스트레칭

근막 접근법

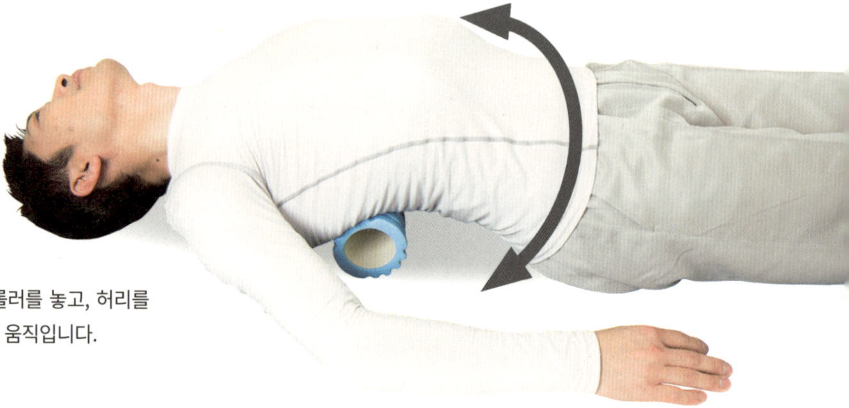

등 아래에 폼롤러를 놓고, 허리를 좌우로 지그시 움직입니다.

팔을 머리 방향으로 올리면 스트레칭이 더욱 잘 됩니다.

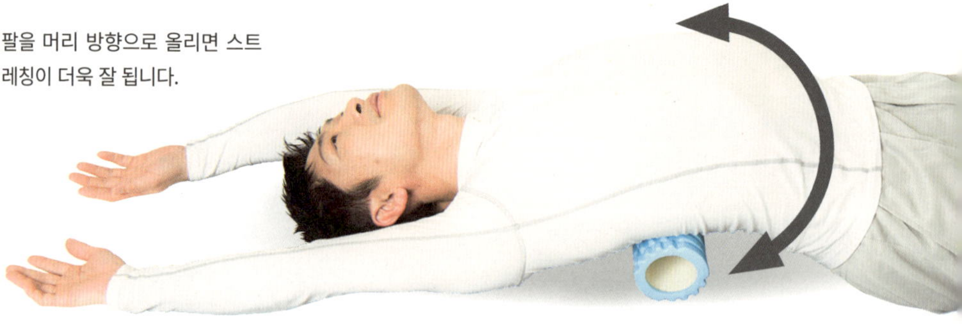

폼롤러의 위치를 바꾸면서 골고루 풀어줍니다.

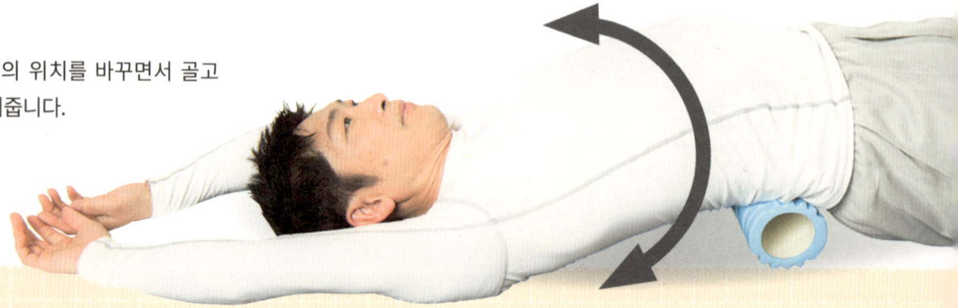

무릎으로 몸을 조절하면서 허리에서 목 부위까지 전반적으로 풀어줍니다.

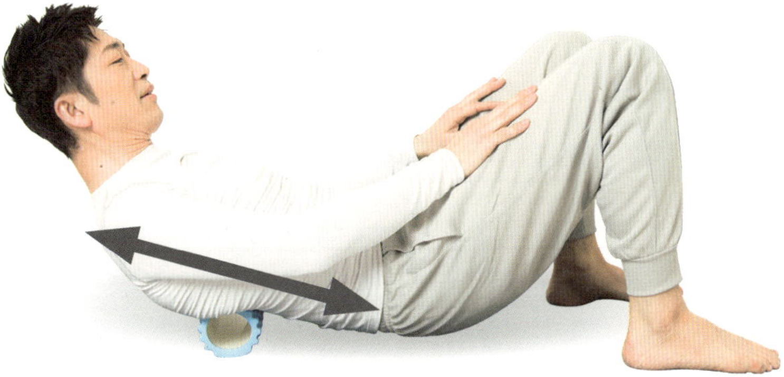

무릎을 세워서 좌우로 움직입니다.

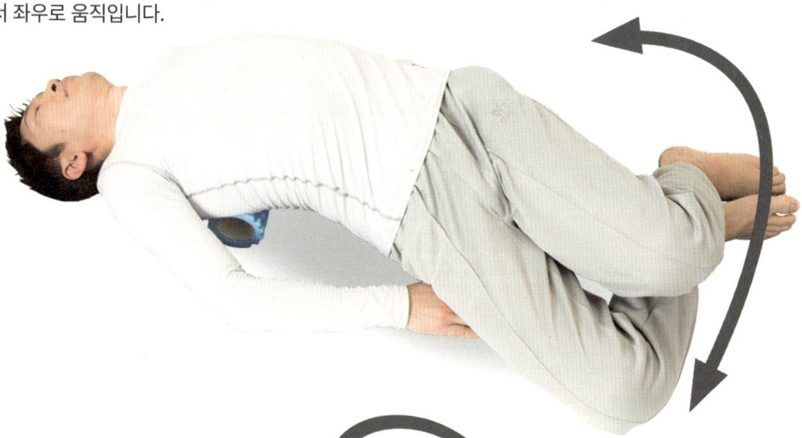

팔을 크게 돌려서 어깨뼈를 움직입니다.

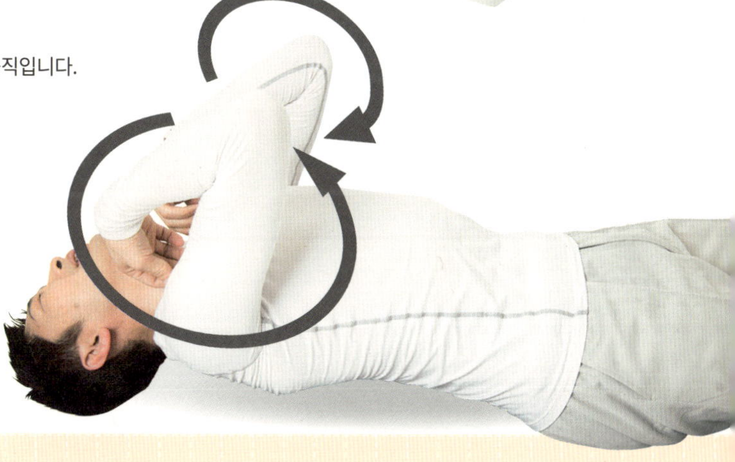

5 | 몸 옆면 (배빗근) 스트레칭

경직되는 원인

- 운동 부족
- 새우등
- 강한 복근 운동
- 장시간 동안 책상에서 하는 업무
- 업무 중 구부정한 자세

유연성이 좋아질 때 얻는 효과

- 허리가 잘록해짐
- 요통 개선
- 몸을 옆으로 기울이기 쉬워짐
- 축구 등의 운동 중 동작이 민첩해짐
- 몸을 비틀기가 수월해짐

각 근육의 기능

배빗근은 몸통 부위를 앞이나 옆으로 기울이거나 비트는 역할을 합니다. 그 외에도 복압을 높여 배 안의 내장을 보호합니다.

배곧은근과 연동해 엎드린 상태에서 상체를 일으킬 때도 작용합니다.

이 부위가 경직되면 새우등, 요통이 증상으로 나타납니다.

이번 장에서 다루는 주요 근육

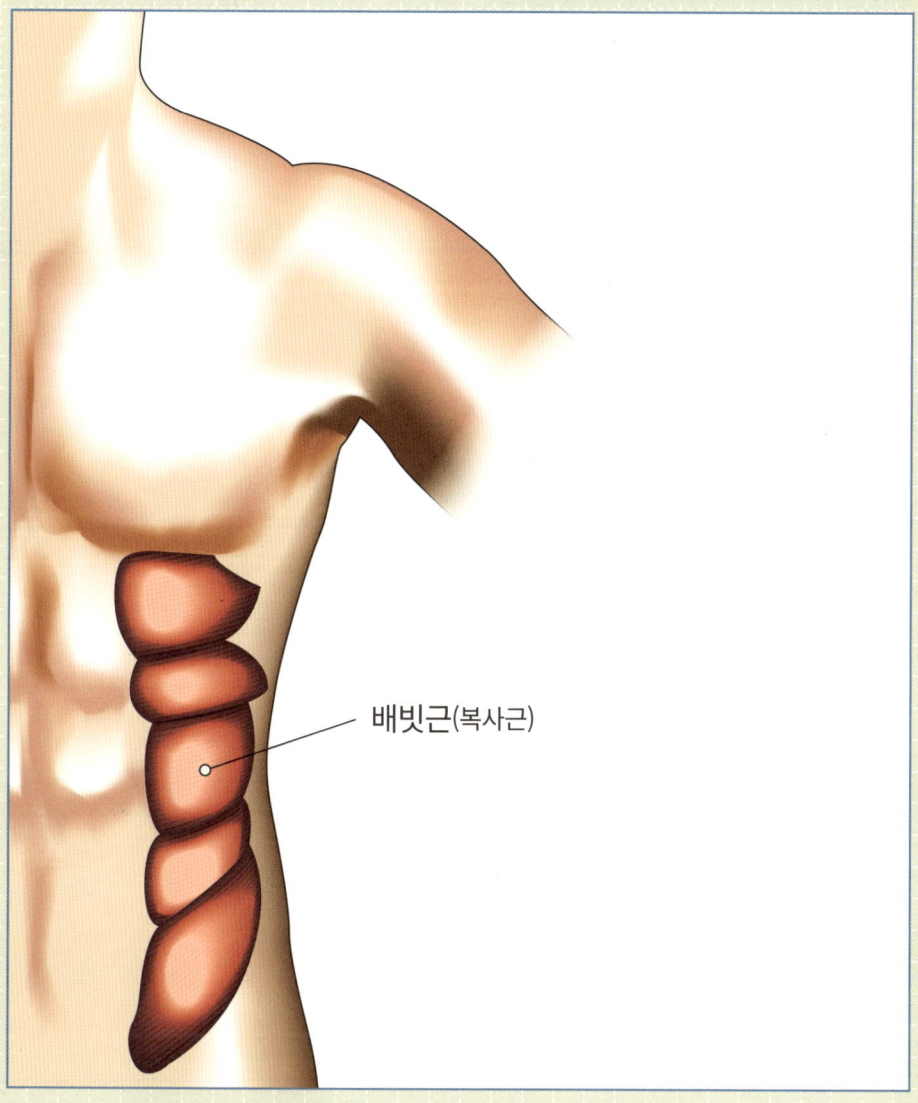

배빗근(복사근)

몸 옆면 스트레칭

뇌과학 접근법

START

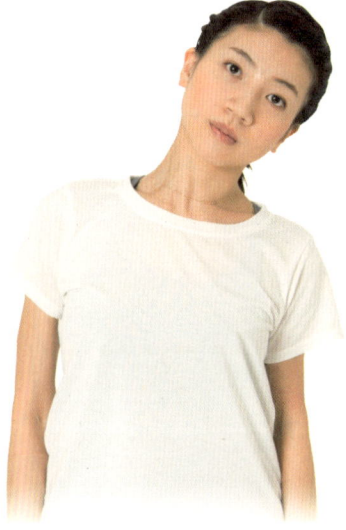

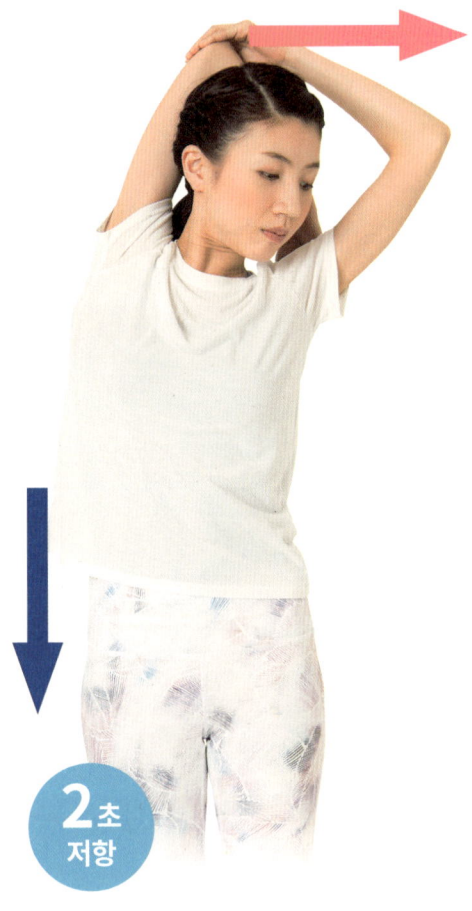

2초 저항

1

자연스럽게 상체를 옆으로 기울이고 멈춘 지점에서 시작합니다.

2

팔꿈치를 잡고 몸을 옆으로 기울이는 동시에 여기에 저항하며 아래로 힘을 줍니다.

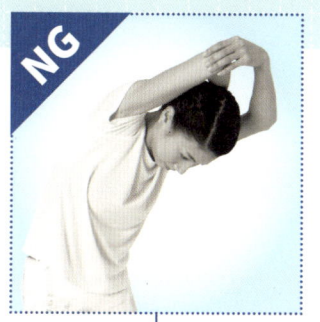

몸을 완전히 옆으로 기울이도록 합니다. 몸이 앞으로 기울면 몸 옆면 대신 등 부위만 주로 스트레칭됩니다.

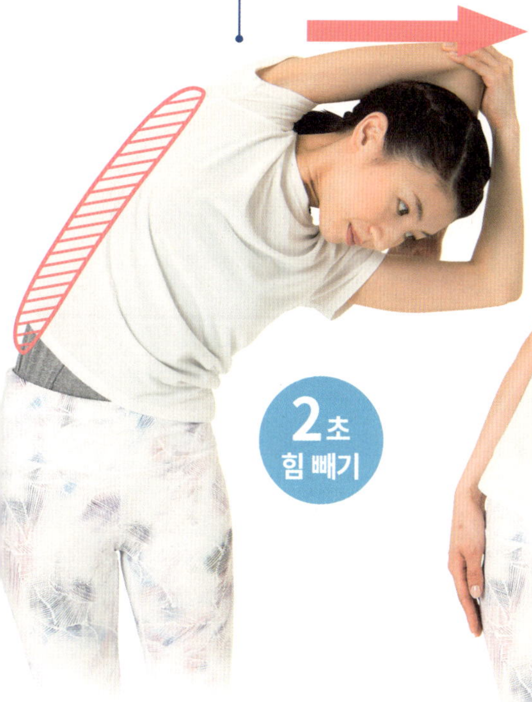

GOAL

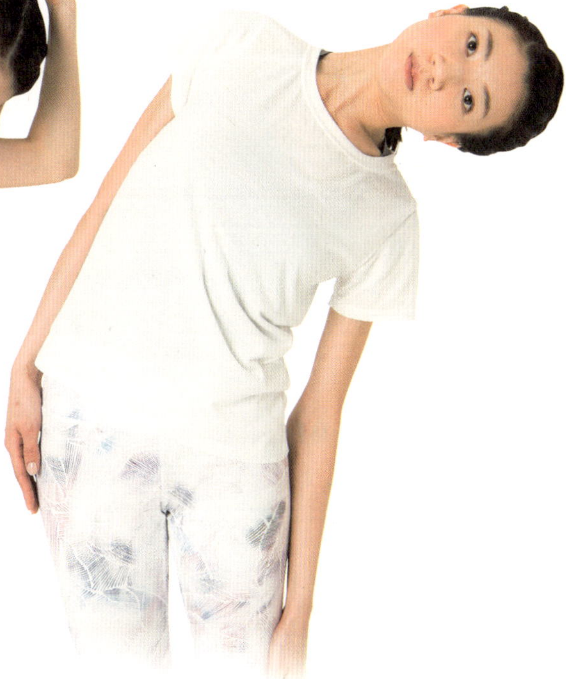

2초 힘 빼기

3

몸 옆면의 힘을 빼면서 옆으로 더욱 기울입니다.

4

2, 3을 3회 반복한 후 다시 상체를 옆으로 기울여 효과를 확인합니다. 좌우로 번갈아 기울이며 비교하면 운동 효과를 실감할 수 있습니다.

몸 옆면 스트레칭
뇌과학 접근법

1 2초 동안 사선 위 방향으로 늘입니다.

2 힘을 뺍니다.

DOWN 상체가 불안정하면 손으로 지지합니다.

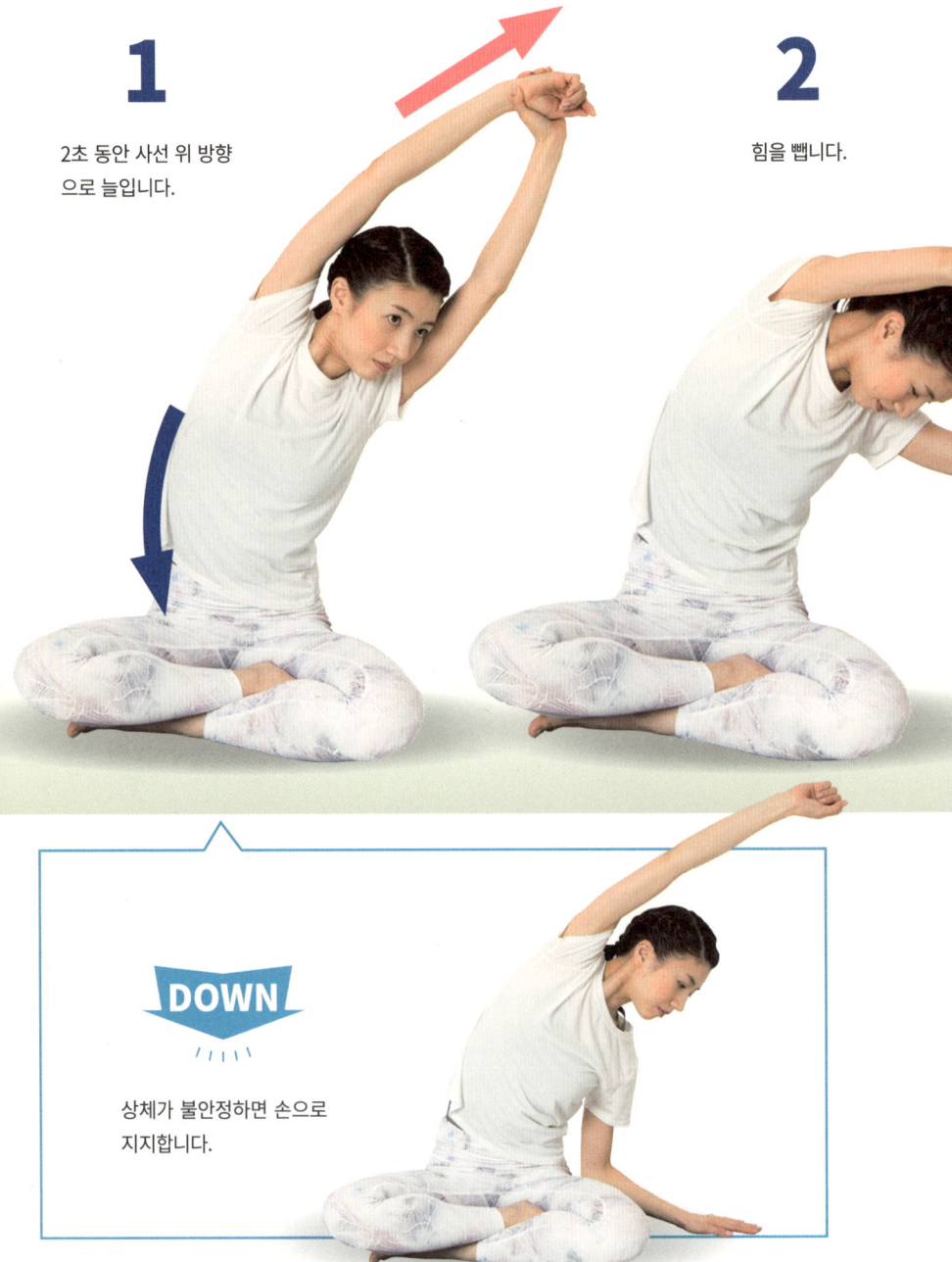

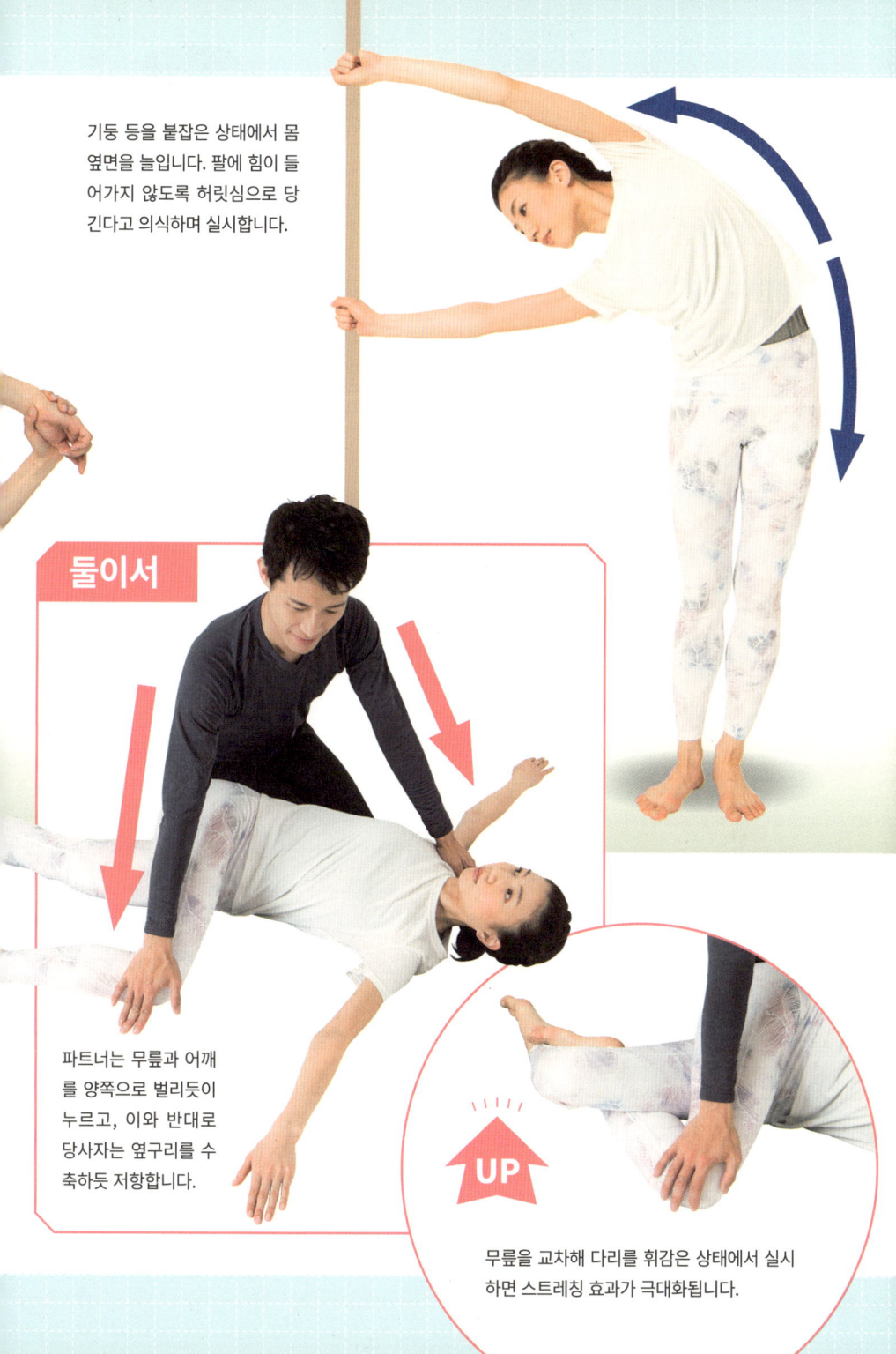

몸 옆면 스트레칭

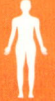

근막 접근법

각 30초

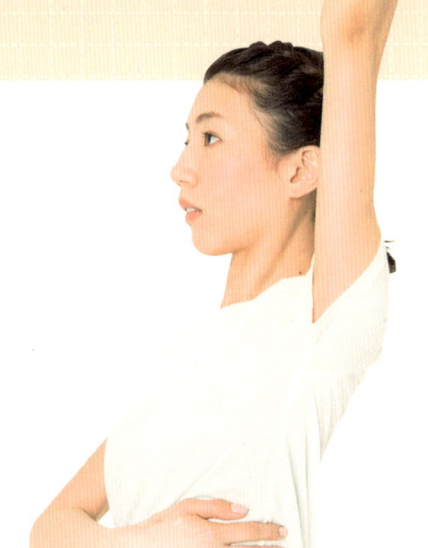

갈비뼈와 근육을 떼어내는 느낌으로 손가락 안쪽을 사용해 풀어줍니다.

1

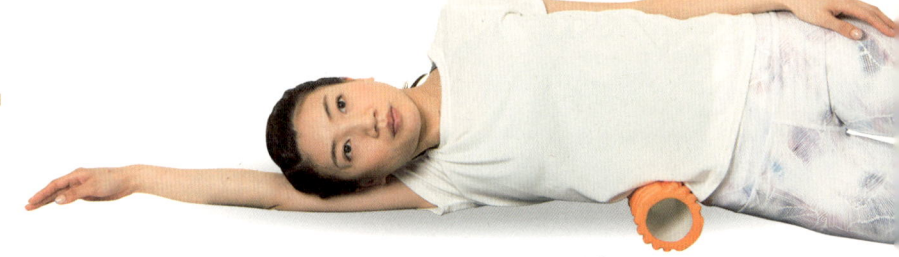

겨드랑이에서 허리뼈 부위까지 폼롤러 위치를 조금씩 바꿔가며 체중을 싣습니다.

2

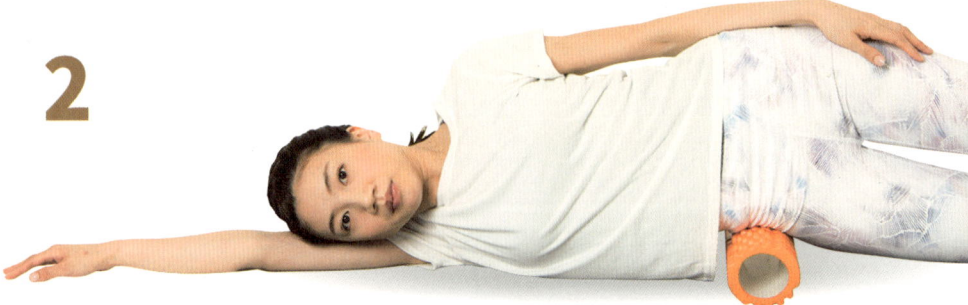

1

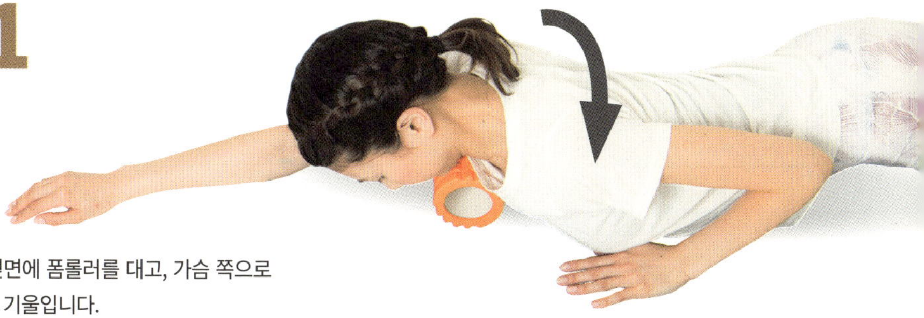

몸 옆면에 폼롤러를 대고, 가슴 쪽으로 몸을 기울입니다.

2

등 쪽으로 몸을 돌립니다.

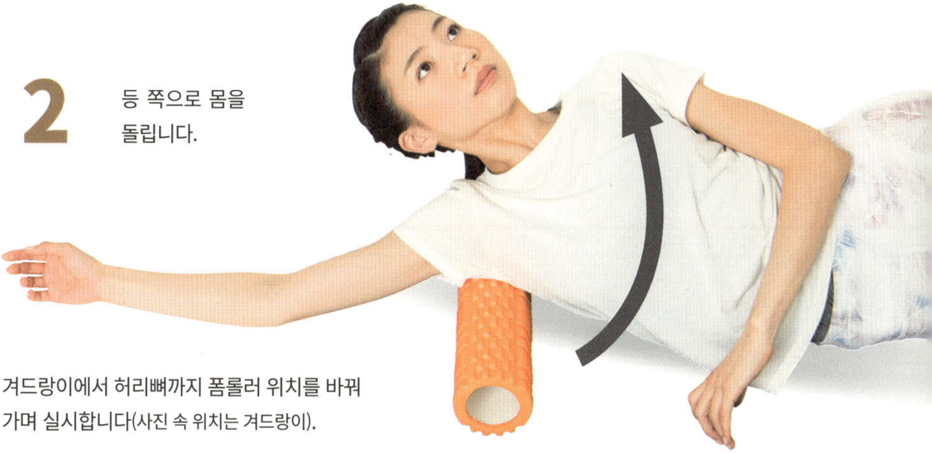

겨드랑이에서 허리뼈까지 폼롤러 위치를 바꿔가며 실시합니다(사진 속 위치는 겨드랑이).

둘이서

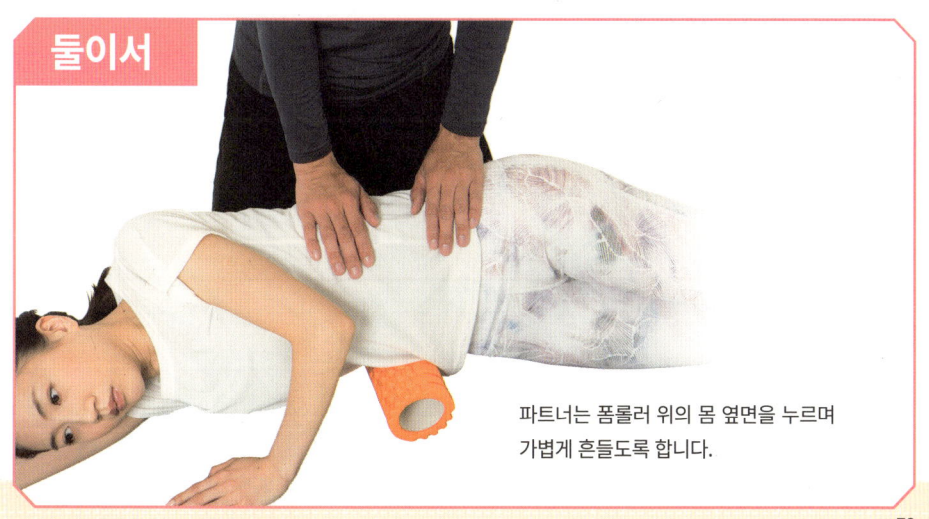

파트너는 폼롤러 위의 몸 옆면을 누르며 가볍게 흔들도록 합니다.

6 가슴 (큰가슴근) 스트레칭

각 근육의 기능

큰가슴근은 팔을 앞으로 내밀거나 안쪽으로 돌리는 역할을 합니다. 팔굽혀펴기나 턱걸이를 할 때에도 쓰이죠.

이 부위가 경직되면 어깨가 안쪽으로 말려 새우등이 되기 쉽습니다.

경직되는 원인

- 운동 부족
- 장시간 동안 책상에서 하는 업무
- 잦은 스마트폰 사용
- 새우등

유연성이 좋아질 때 얻는 효과

- 새우등 해소
- 자세가 좋아짐
- 어깨 결림 해소
- 공을 빠르게 멀리 던지게 됨
- 배구할 때 강한 공격 동작

이번 장에서 다루는 주요 근육

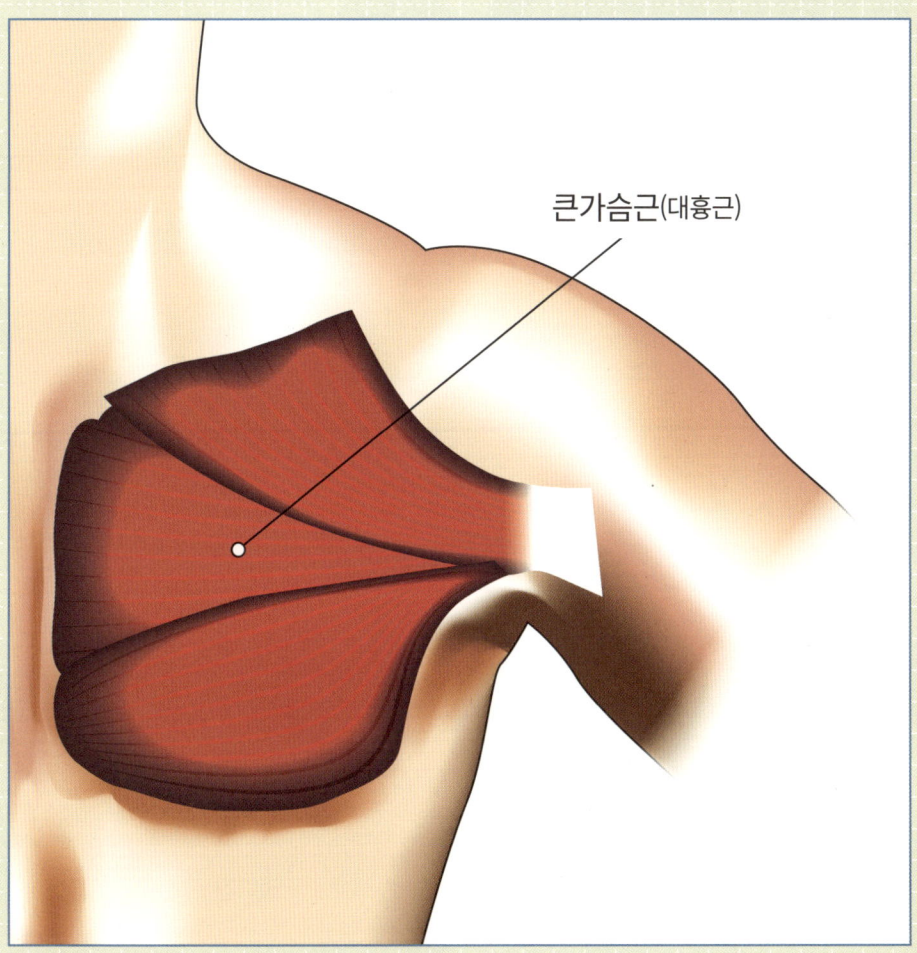

큰가슴근(대흉근)

가슴 스트레칭

뇌과학 접근법

서서 실시할 때

2초 저항

1
손끝부터 어깨까지 벽에 대고 가슴을 열어줍니다. 다른 손으로는 벽을 밀면서 벽에 붙인 가슴의 힘으로 저항합니다.

2초 힘 빼기

POINT!
시선을 벽의 반대편에 두면, 더욱 늘어납니다.

2
가슴 부위만 힘을 뺍니다. 1, 2를 3회 반복합니다.

누워서 실시할 때

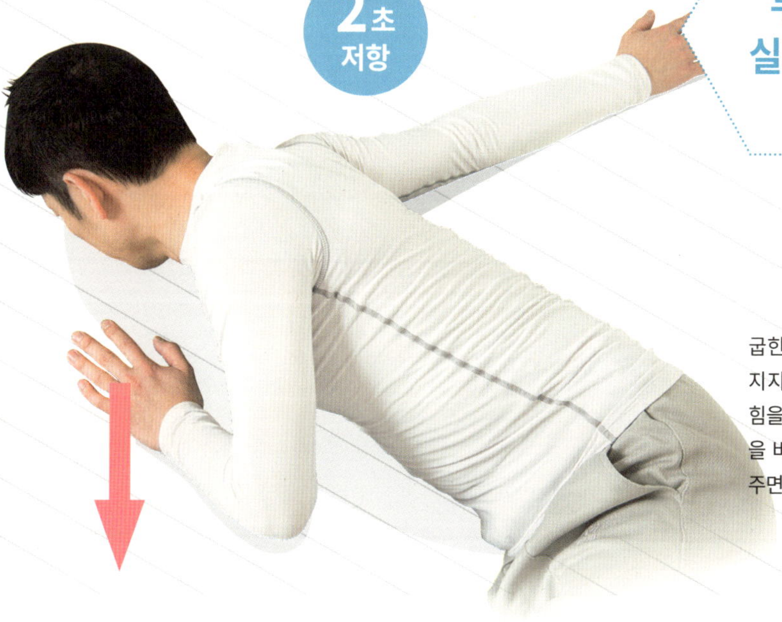

2초 저항

1
굽힌 팔의 손으로 바닥을 지지하며 몸을 일으키듯 힘을 주고, 가슴으로는 몸을 바닥으로 밀 듯이 힘을 주면서 저항합니다.

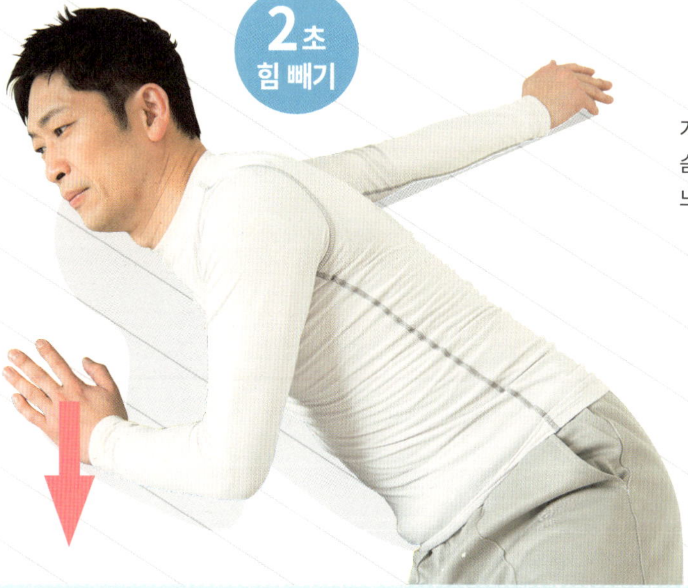

2초 힘 빼기

2
가슴 부위만 힘을 빼면 가슴이 앞으로 나오는 것이 느껴집니다.

가슴 스트레칭
뇌과학 접근법

변형 동작

팔의 높이를 바꾸면 스트레칭되는 부위가 달라집니다.

―[팔을 내릴 때]―　　　―[팔을 올릴 때]―

큰가슴근의 윗부분

큰가슴근의 아랫부분

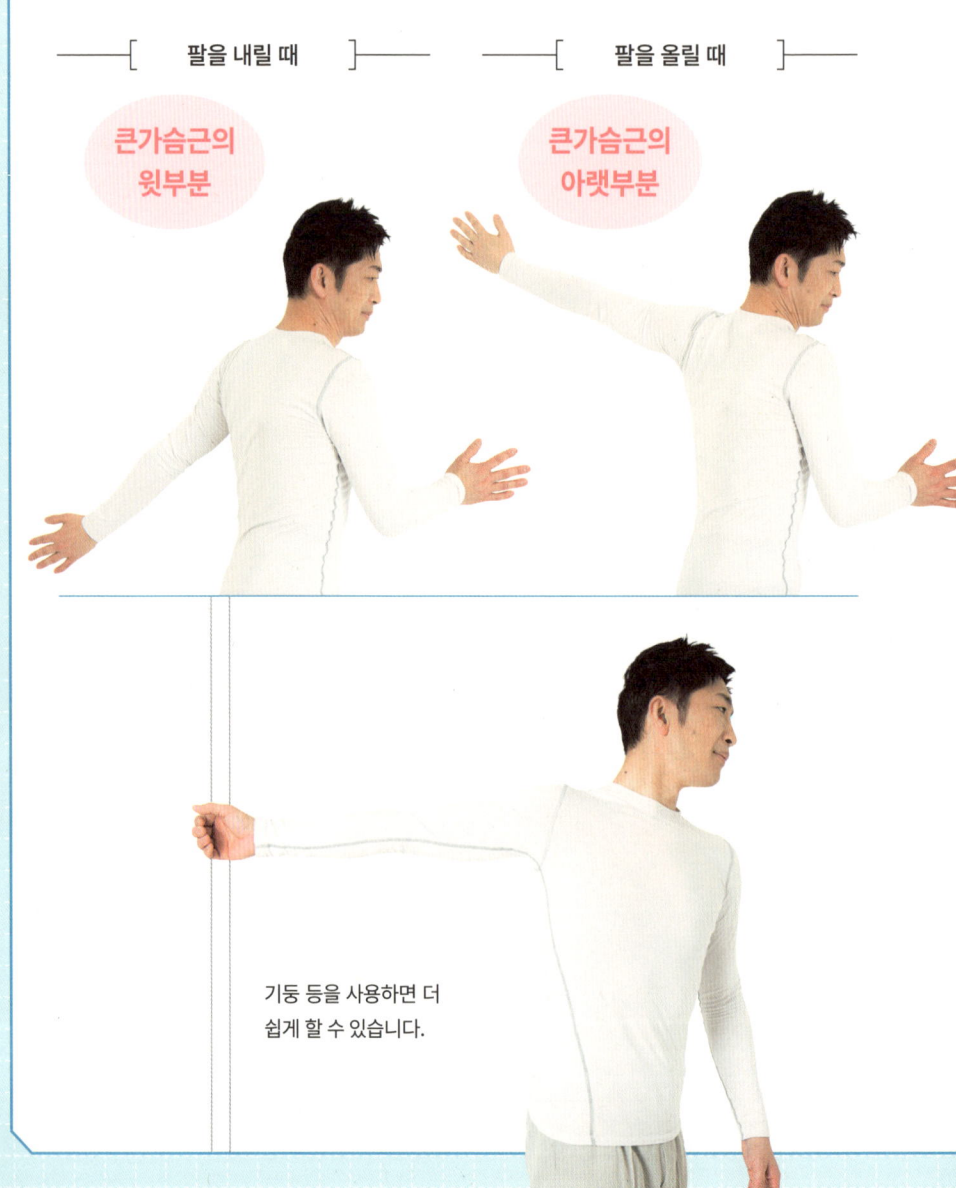

기둥 등을 사용하면 더 쉽게 할 수 있습니다.

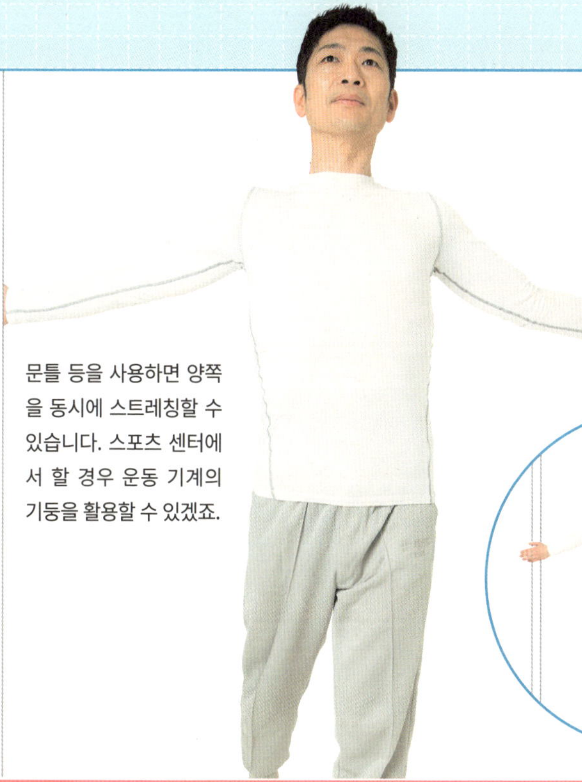

문틀 등을 사용하면 양쪽을 동시에 스트레칭할 수 있습니다. 스포츠 센터에서 할 경우 운동 기계의 기둥을 활용할 수 있겠죠.

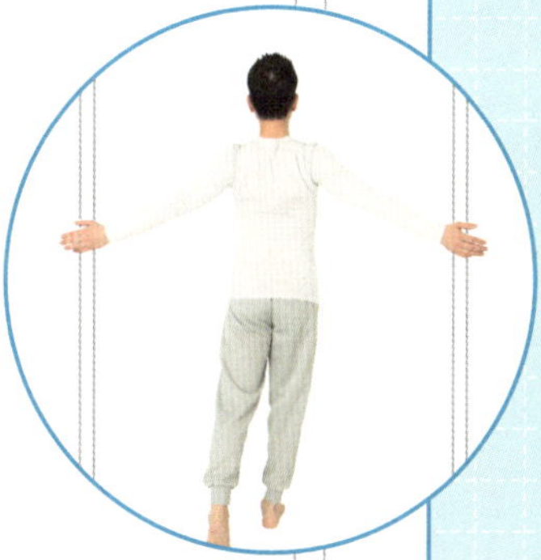

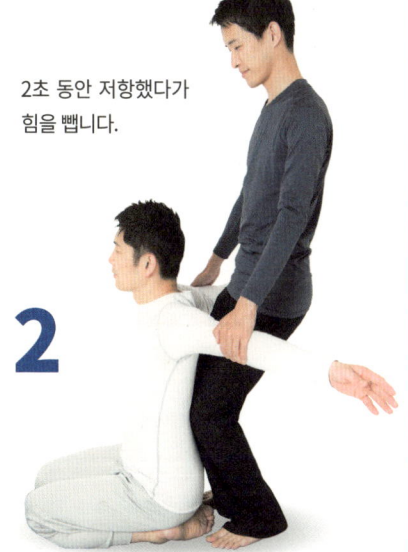

둘이서

파트너는 뒤에 서서 무릎으로 등을 고정하고 팔이 바깥으로 벌어지도록 힘을 줍니다.

2초 동안 저항했다가 힘을 뺍니다.

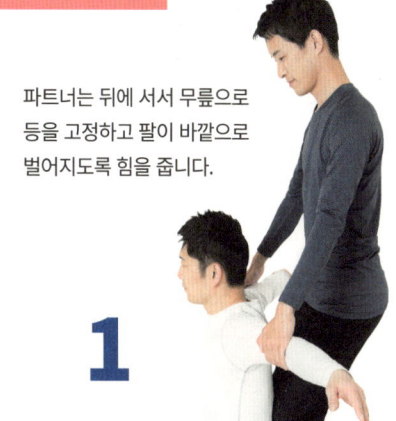

가슴 스트레칭

근막 접근법

각 **30**초

큰가슴근과 뼈가 연결된 부분(팔과 어깨 경계 부위, 빗장뼈 아래, 가슴 중앙) 중 결리는 부위를 손이나 볼 등으로 풀어줍니다.

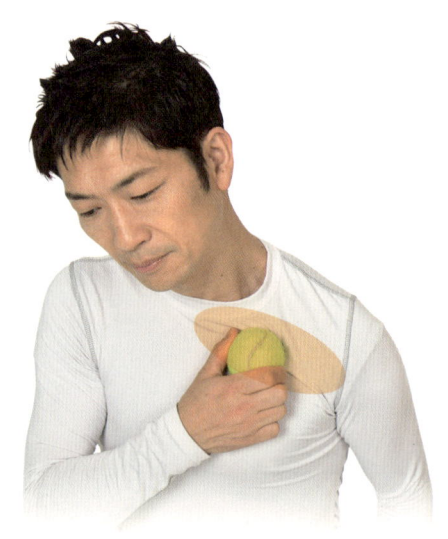

빗장뼈(쇄골) 아래

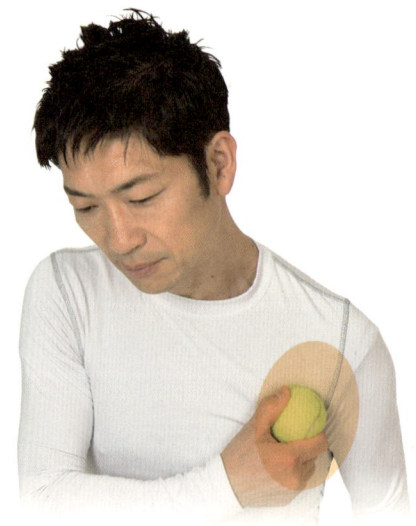

팔과 어깨 경계 부위

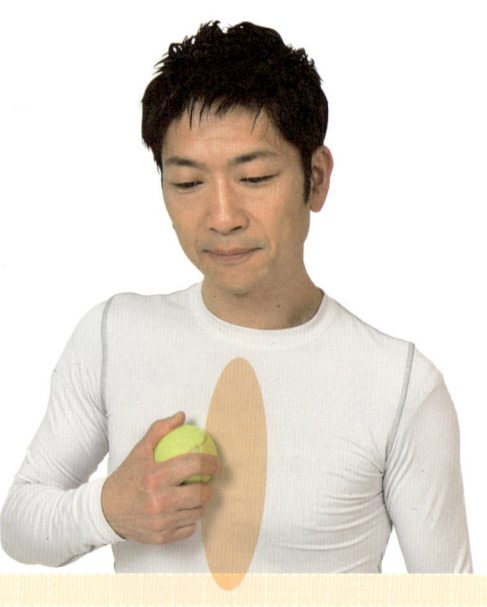

가슴 중앙(큰가슴근과 갈비뼈 연결 부위)

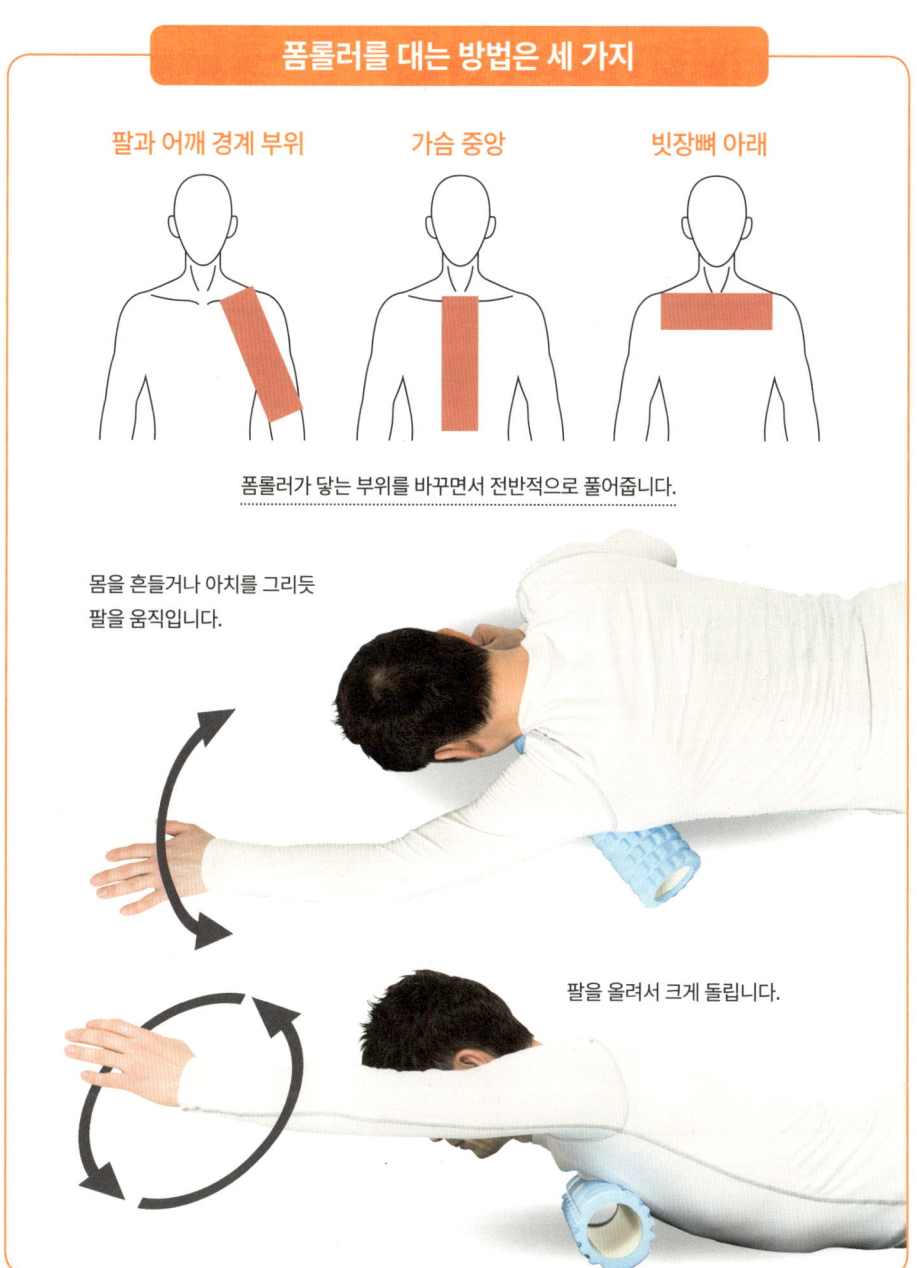

7 허벅지 앞쪽 (넙다리네갈래근/엉덩허리근) 스트레칭

각 근육의 기능

넙다리네갈래근은 무릎을 펴는 큰 근육으로 서기, 걷기 등 하체 운동에 가장 중요한 역할을 담당합니다.

엉덩허리근은 다리를 앞으로 내밀고, 골반을 앞으로 기울여서 자세를 유지하도록 도와줍니다.

이 부위가 경직되면, 혈액 순환이 나빠져 발이 붓거나 차가워지기 쉽습니다.

경직되는 원인

- 운동 부족
- 과한 운동
- 무릎이 굽혀진 자세
- 서서 하는 업무

유연성이 좋아질 때 얻는 효과

- 요통 해소
- 무릎이 펴지고 하체가 안정됨
- 달리기 보폭이 넓어짐
- 다리를 높게 들어올릴 수 있음
- 공을 멀리 빠르게 차게 됨

이번 장에서 다루는 주요 근육

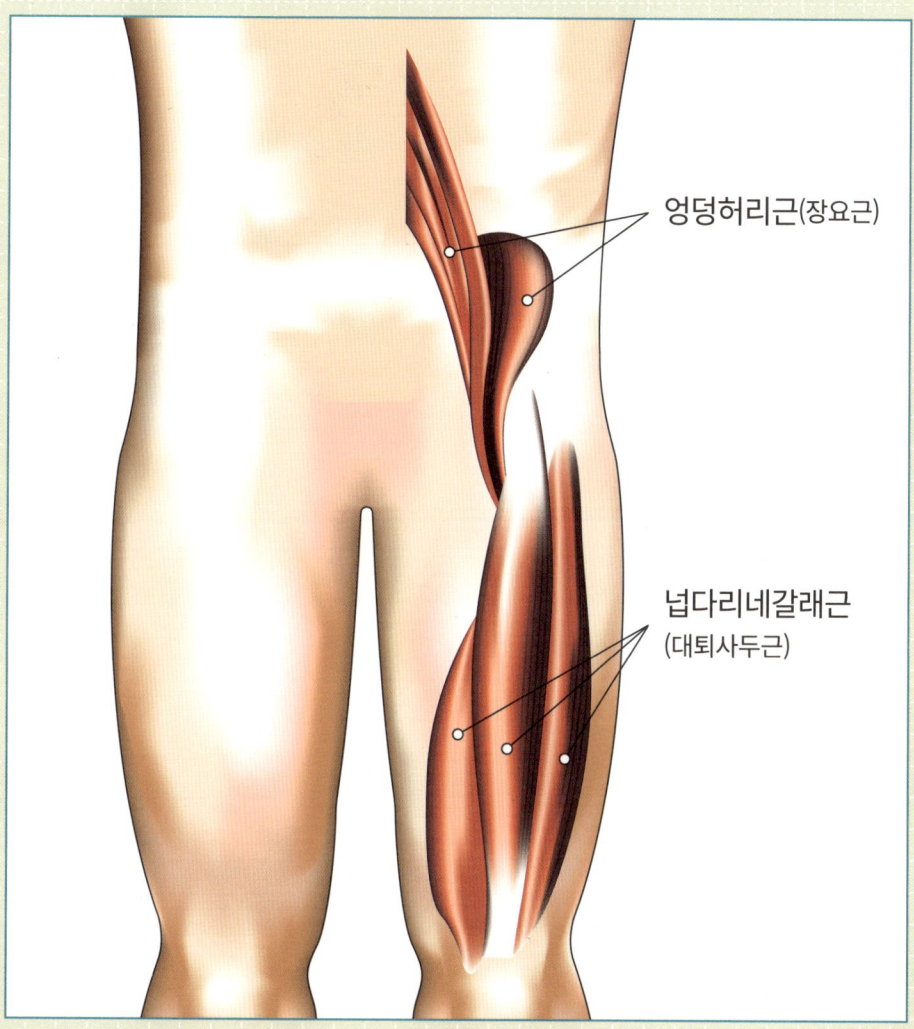

> 허벅지 앞쪽 스트레칭

뇌과학 접근법

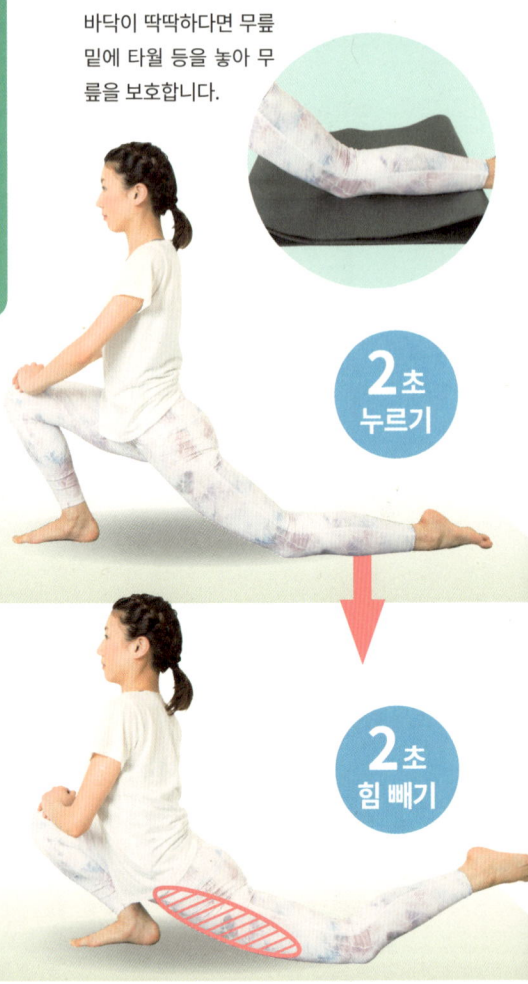

바닥이 딱딱하다면 무릎 밑에 타월 등을 놓아 무릎을 보호합니다.

2초 누르기

2초 힘 빼기

1
엉덩관절(상체와 이어진 다리) 부위를 늘이면서 몸을 낮추고, 뒤쪽 다리의 무릎부터 발등으로 바닥을 계속 눌러줍니다. 이 동작으로 상체가 곧게 세워지는 것이 느껴집니다.

2
온몸에 힘을 뺍니다. 상체는 가라앉고, 뒤에 둔 다리의 무릎 아래가 가볍게 위로 뜹니다. 앞에 있는 발을 조금 앞으로 내밀고, 다시 같은 동작을 3회 반복합니다.

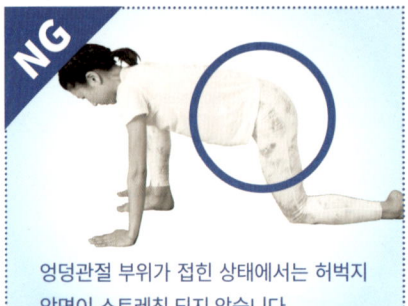

NG 엉덩관절 부위가 접힌 상태에서는 허벅지 앞면이 스트레칭 되지 않습니다.

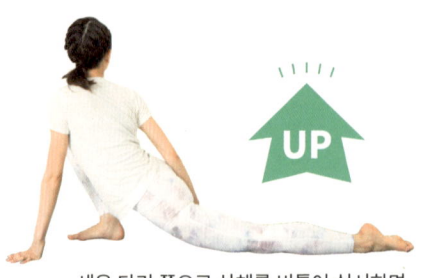

UP 세운 다리 쪽으로 상체를 비틀어 실시하면 스트레칭 효과가 더욱 좋아집니다.

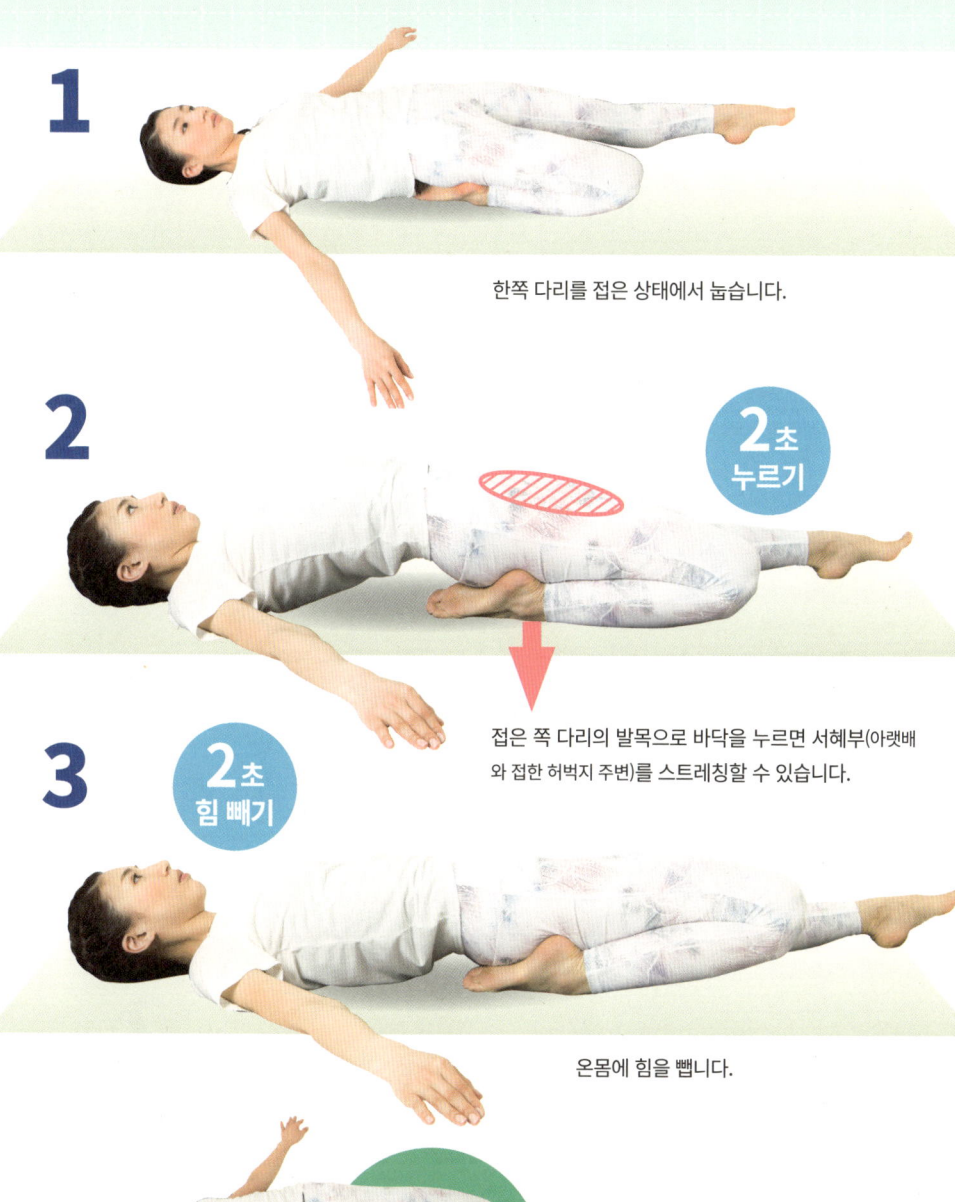

허벅지 앞쪽 스트레칭
뇌과학 접근법

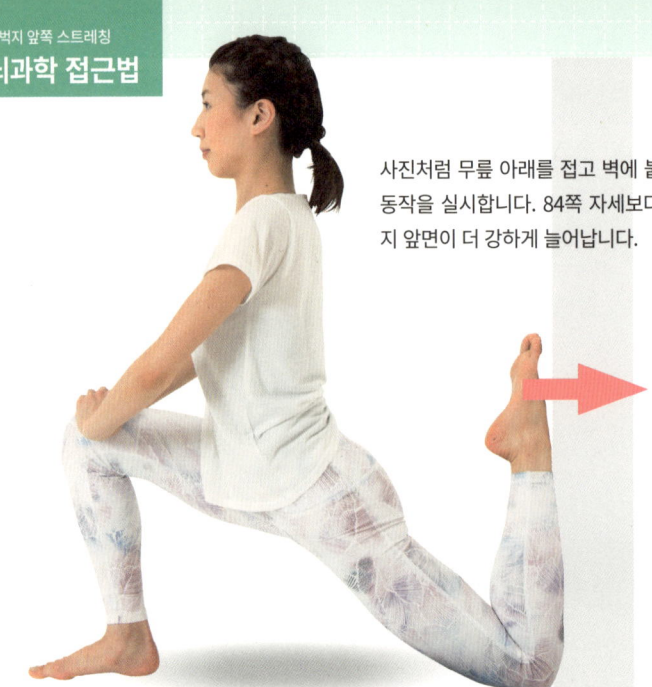

1

사진처럼 무릎 아래를 접고 벽에 붙여 킥 동작을 실시합니다. 84쪽 자세보다 허벅지 앞면이 더 강하게 늘어납니다.

뒤에 있는 다리로 벽을 밀어냅니다. 이 동작으로 상체가 약간 들립니다.

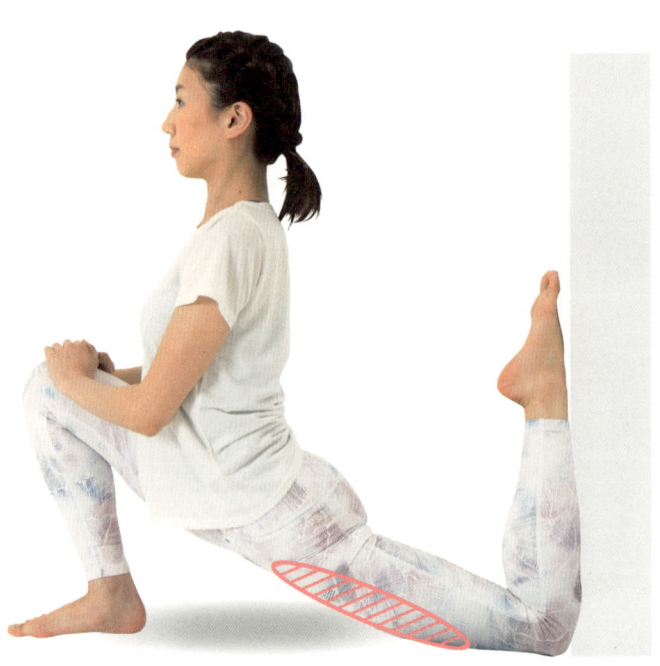

2

힘을 빼면 몸이 가라앉습니다. 앞에 놓인 다리를 조금 앞으로 내밀고 같은 동작을 반복합니다.

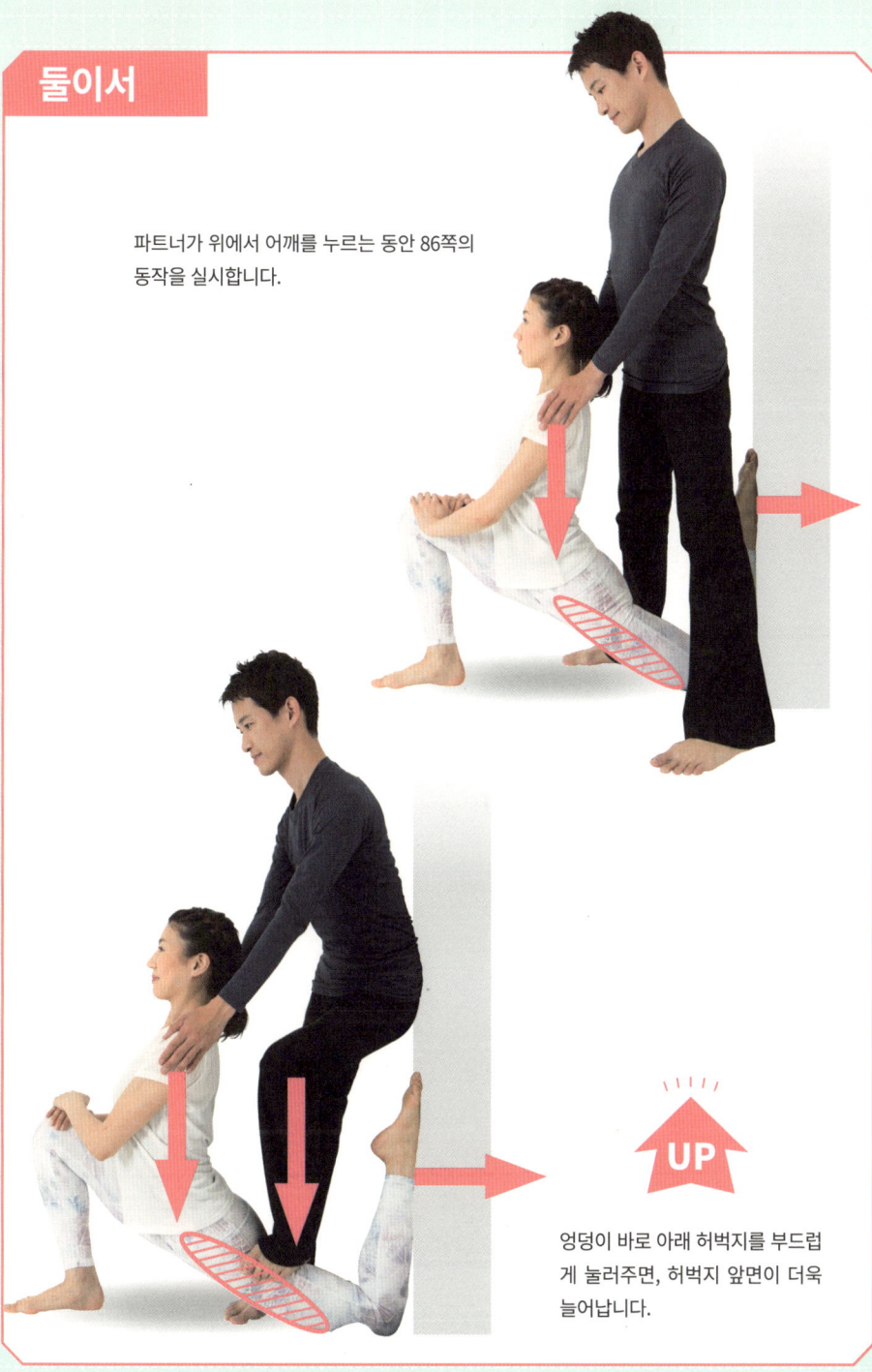

허벅지 앞쪽 스트레칭

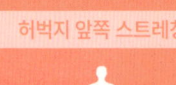

근막 접근법

허벅지 앞면의 근육을 풀어줍니다.

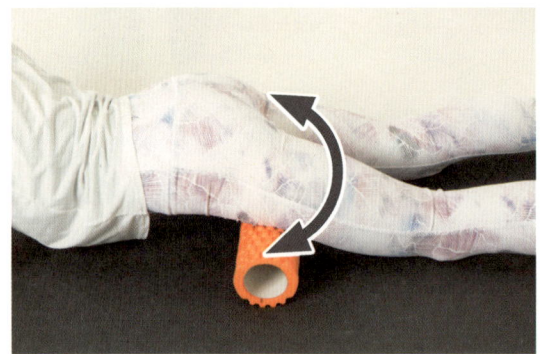

팔로 몸을 지지하며 엎드린 상태에서 폼롤러 위에 다리를 올린 후 다리를 좌우로 조금 흔들며 움직입니다.

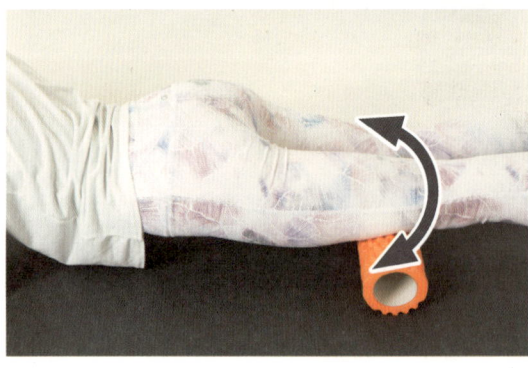

무릎 위에서 서혜부까지 폼롤러 위치를 바꿔가며 허벅지 앞면 전체를 풀어줍니다.

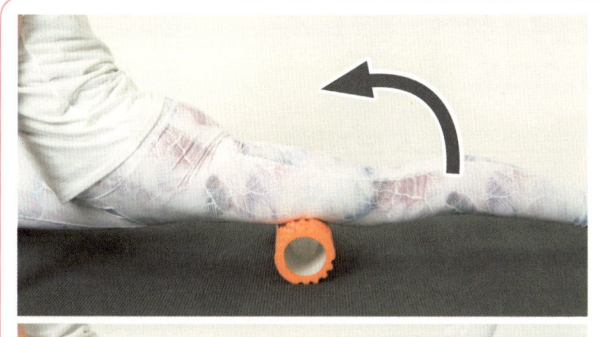

폼롤러 위에 허벅지를 둔 상태에서 무릎을 굽혔다가 폅니다.

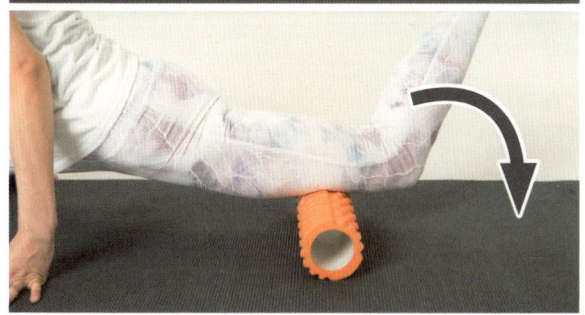

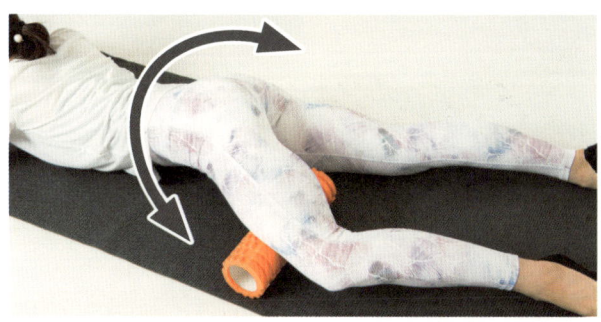

허벅지 앞면 아래에 폼롤러를 놓고 좌우로 몸을 움직입니다.

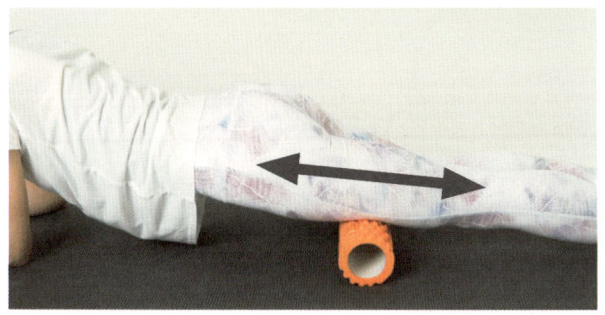

서혜부에서 무릎 위까지 몸을 크게 위아래로 움직여 폼롤러를 굴립니다. 팔을 쭉 뻗으면 굴리기 쉬워집니다.

8 허벅지 뒤쪽 (넙다리뒤근육 큰볼기근) 스트레칭

각 근육의 기능

넙다리뒤근육과 큰볼기근 모두 엉덩관절, 무릎관절을 펴는 동작에 관여합니다. 또 직립 자세를 유지하는 데 도움을 주며, 달리거나 뛰어오르고, 다리를 뒤로 드는 역할을 합니다. 또 무릎을 굽히거나 안정적으로 움직이게 합니다.

이 부위가 경직되면 하체에 살이 찌거나 엉덩이가 처지기 쉽습니다.

경직되는 원인

- 장시간 동안 책상에서 하는 업무
- 서서 하는 업무
- 운동 부족
- 과한 운동

유연성이 좋아질 때 얻는 효과

- 서기, 앉기 동작이 원활해짐
- 달리기 보폭이 넓어짐
- 높게 뛸 수 있음
- 언덕이나 계단 오르기가 편해짐

이번 장에서 다루는 주요 근육

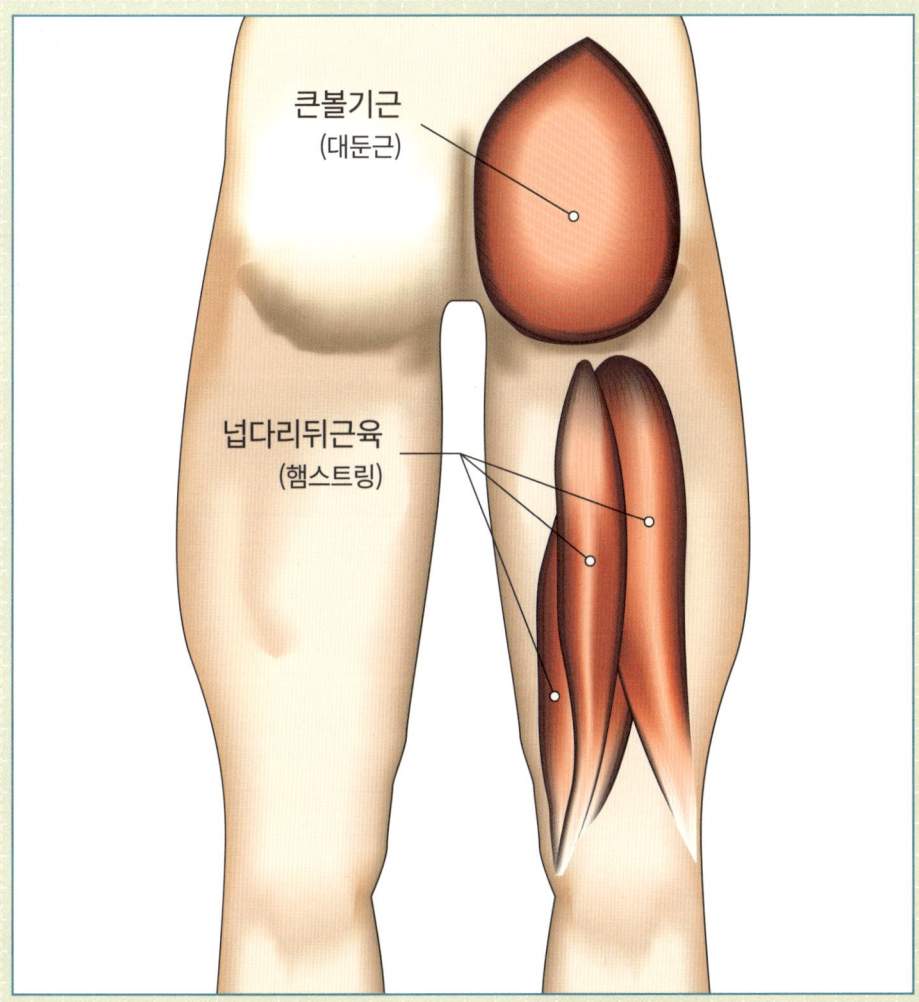

허벅지 뒤쪽 스트레칭

뇌과학 접근법

무릎이 구부러지면 허벅지 뒤쪽이 늘어나지 않습니다.

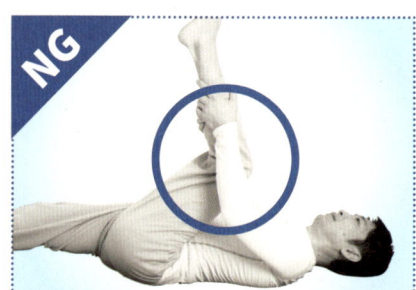

1

2초 저항

발목을 잡고 상체로 끌어당기면서, 허벅지 뒤쪽의 힘으로 저항합니다.

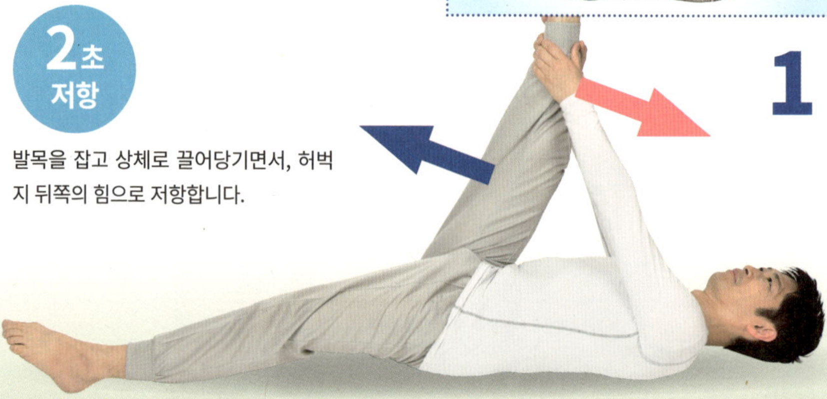

2

허벅지 뒤쪽의 힘을 뺍니다.
3회 반복합니다.

손으로 발목을 잡지 못할 경우 고무 밴드 등을 발목에 감아서 실시합니다.

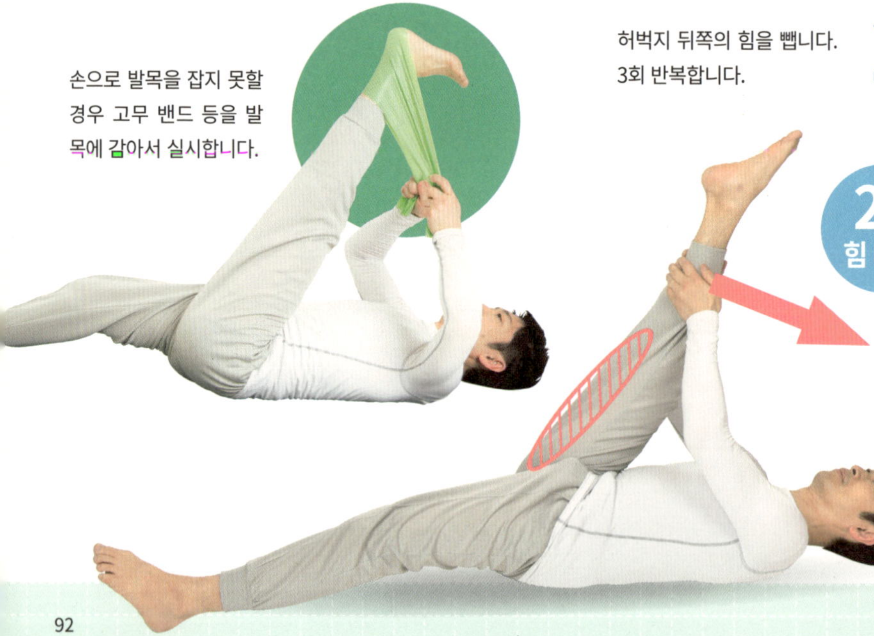

2초 힘 빼기

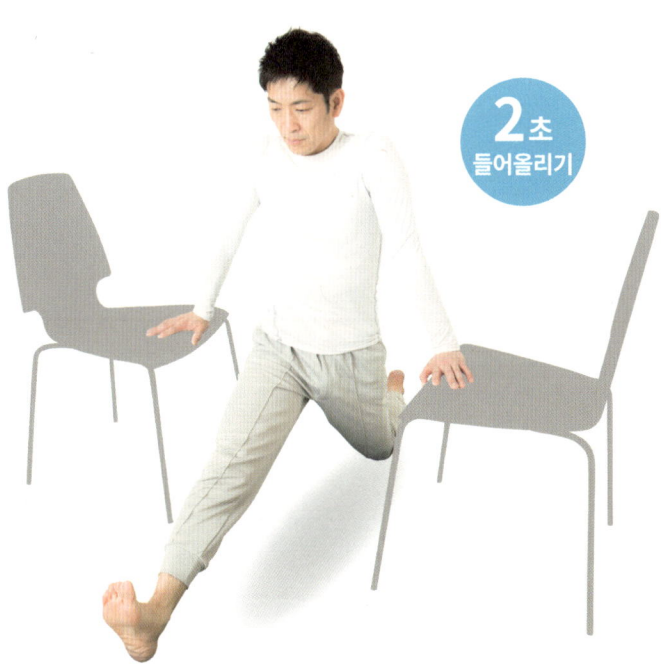

1

뒤쪽 다리의 무릎을 바닥에 대고 앞쪽 다리의 무릎을 폅니다. 상체를 세우고 앞쪽 다리 허벅지 뒤쪽의 힘으로 상체를 들어올립니다.

2

힘을 빼면 몸이 가라앉습니다.

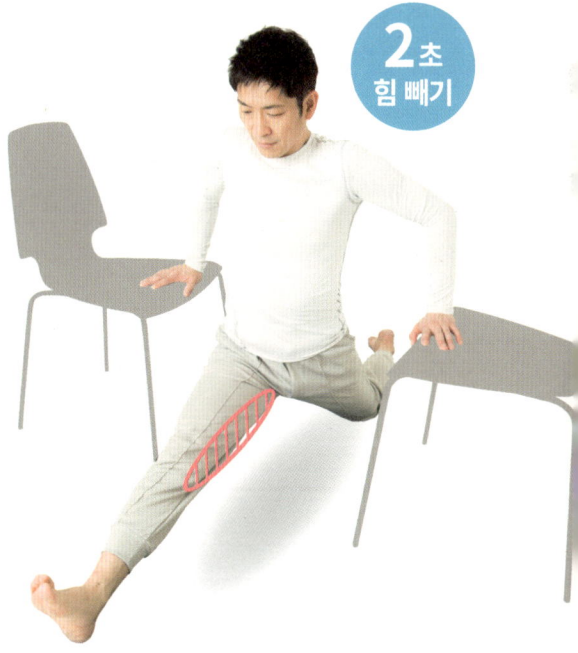

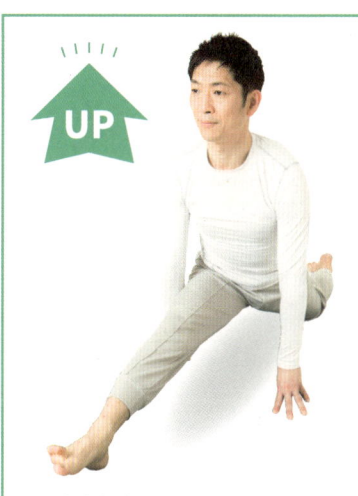

유연성이 있는 분은 요가 블록 등 높이가 낮은 도구를 활용하거나 도구 없이 실시합니다.

허벅지 뒤쪽 스트레칭
뇌과학 접근법

변형 동작

무릎을 구부리고 다리를 감싸 안을 듯이 잡으면 큰볼기근이 스트레칭됩니다.

손으로 다리를 끌어당기며, 엉덩이 힘으로 저항합니다.

둘이서

1

파트너는 바닥에 둔 다리가 위로 뜨지 않도록 엉덩이를 고정하고, 위에 둔 다리는 얼굴 쪽으로 밀어냅니다.

2

2초간 저항하며 힘을 뺍니다.
1, 2를 3회 반복합니다.

허벅지 뒤쪽 스트레칭

근막 접근법

다리를 폼롤러 위에 올리고, 좌우로 약간 흔들어줍니다.

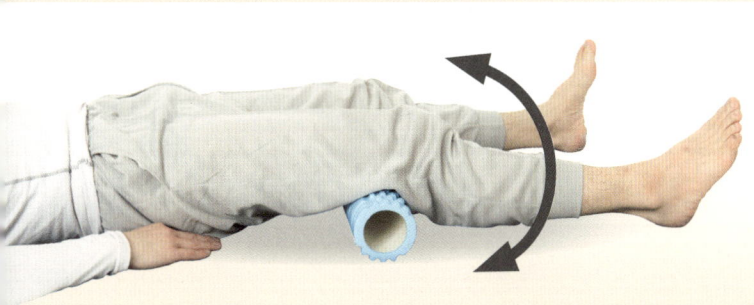

폼롤러 위치를 바꿔가며 풀어줍니다.

엉덩이에 우묵하게 들어간 곳, 힙딥 부근에 볼을 대고 몸을 흔듭니다. 볼이 1개여서 아프다면 2개를 사용합니다. 좌우 힙딥 부근에 볼을 대고 움직이면 자극이 반으로 줄어듭니다.

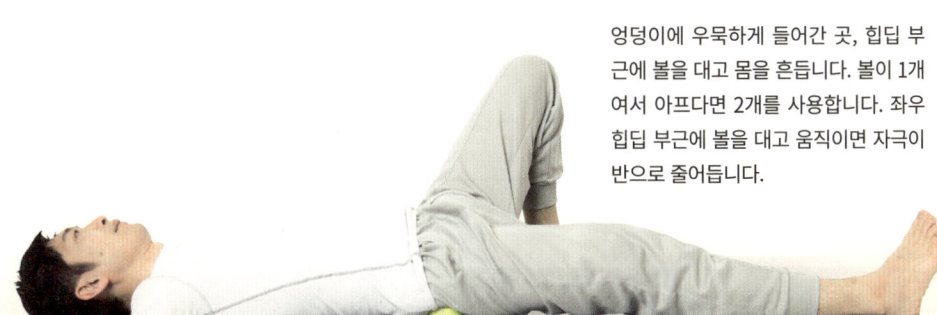

허벅지 뒤쪽 스트레칭
근막 접근법

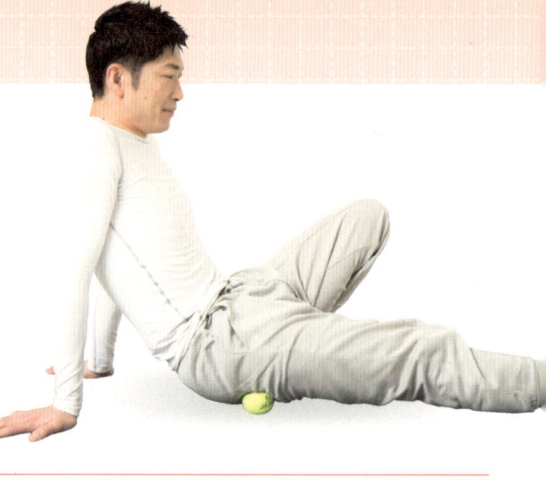

엉덩이에 우묵하게 들어간 곳, 힙딥 부근은 근육이 많이 모인 부위입니다. 볼로 자극을 받으면 많은 근육이 이완되기 때문에 다리를 움직일 때 가벼워진 느낌이 듭니다.

  다리를 들거나 굽혔다가 펴면 자극이 강해져 몸의 겉 부분부터 심층 근육까지 풀어줄 수 있습니다.

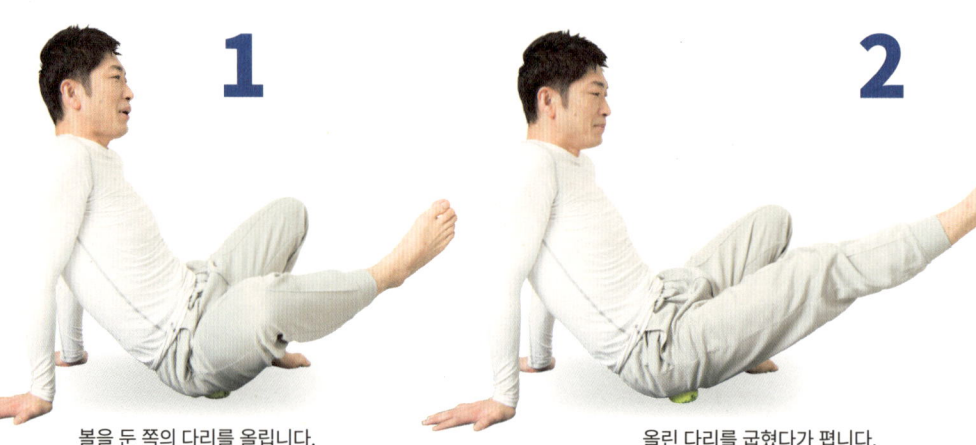

1. 볼을 둔 쪽의 다리를 올립니다.
2. 올린 다리를 굽혔다가 폅니다.

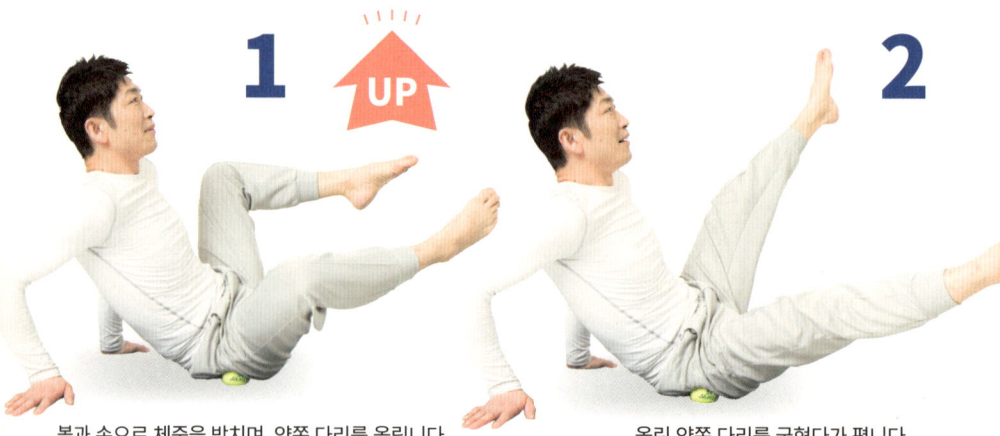

1. 볼과 손으로 체중을 받치며, 양쪽 다리를 올립니다.
2. 올린 양쪽 다리를 굽혔다가 폅니다.

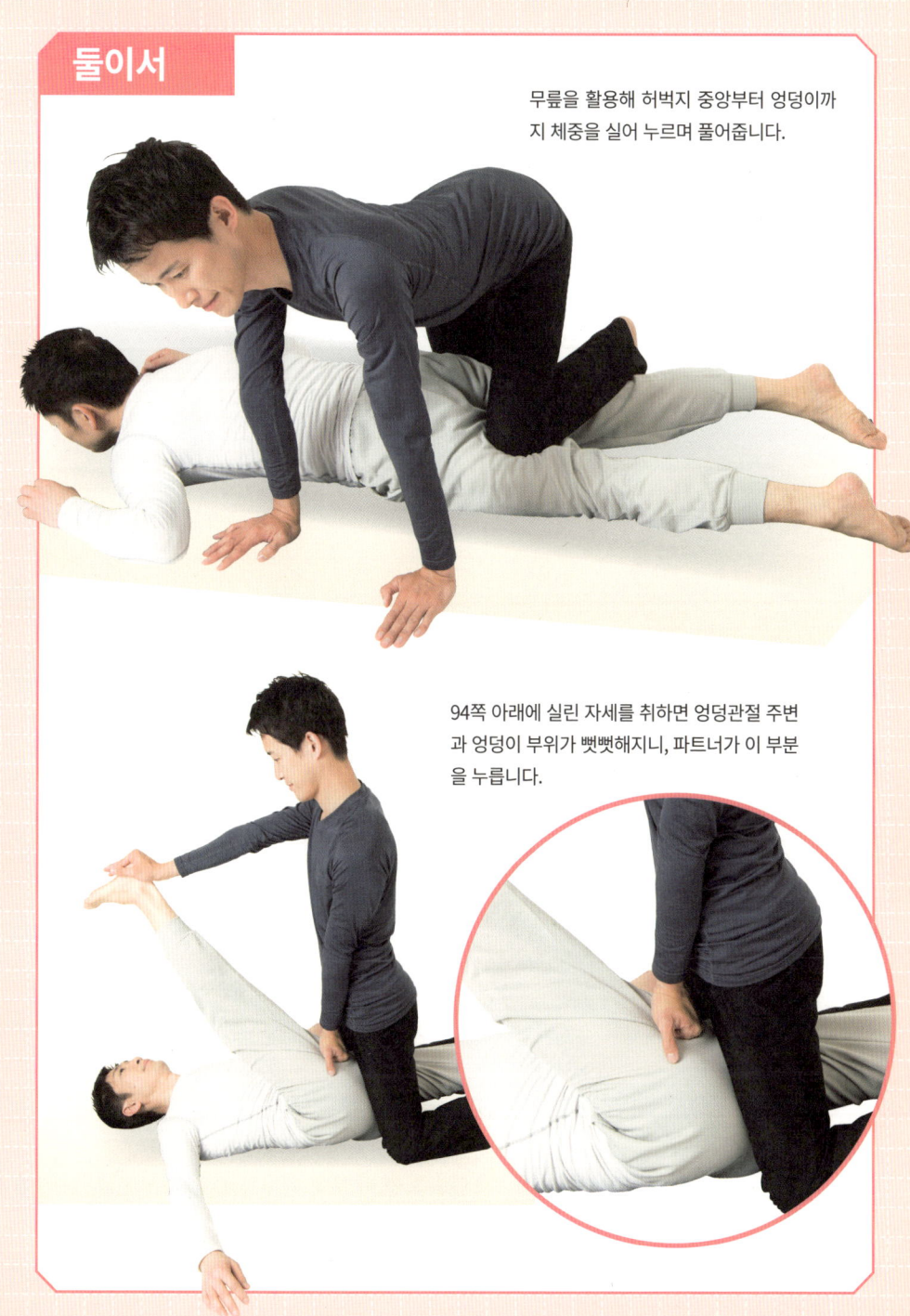

둘이서

무릎을 활용해 허벅지 중앙부터 엉덩이까지 체중을 실어 누르며 풀어줍니다.

94쪽 아래에 실린 자세를 취하면 엉덩관절 주변과 엉덩이 부위가 뻣뻣해지니, 파트너가 이 부분을 누릅니다.

9 허벅지 바깥쪽 (넙다리근막긴장근 / 중간볼기근 / 가쪽넓은근) 스트레칭

각 근육의 기능

세 가지 근육 모두 주로 다리를 옆으로 들어올리고, 옆으로 움직이게 하는 역할을 합니다. 또 골반을 안정화해 한쪽 다리로 서는 자세를 유지하게 하고, 직립 보행을 돕습니다.

이 부위가 경직되면 O다리, 엉덩정강 근막띠 증후군, 요추 과전만 증상이 나타납니다.

경직되는 원인

- 장시간 동안 책상에서 하는 업무
- 서서 하는 업무
- 운동 부족
- 과한 운동

유연성이 좋아질 때 얻는 효과

- 옆을 향한 움직임이 원활해짐
- 달리기 보폭이 넓어짐
- 스케이트 탈 때 옆으로 차 내는 힘이 늘어남
- 복싱할 때 다리 움직임이 민첩해짐

이번 장에서 다루는 주요 근육

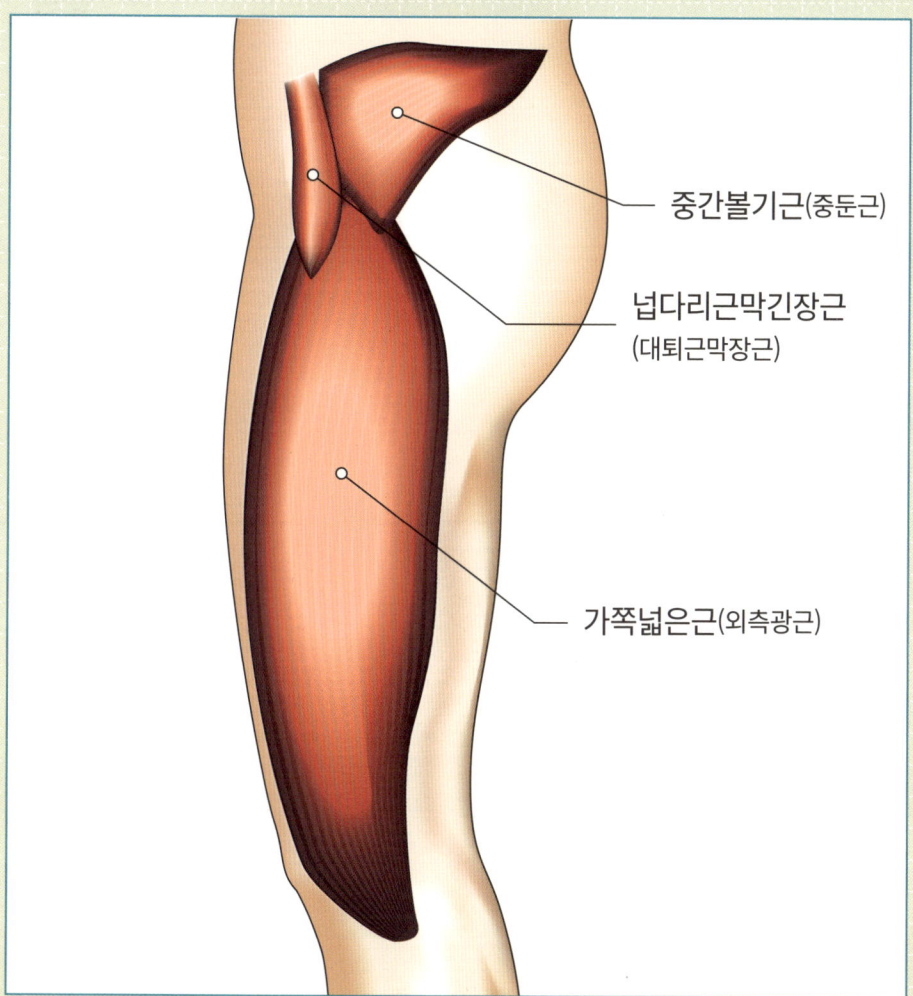

- 중간볼기근(중둔근)
- 넙다리근막긴장근 (대퇴근막장근)
- 가쪽넓은근(외측광근)

허벅지 바깥쪽 스트레칭

뇌과학 접근법

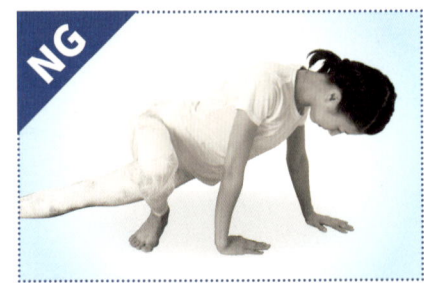

상체를 앞으로 숙이면 허벅지 바깥쪽 스트레칭이 잘 안 됩니다.

1

팔로 바닥을 밀어내며 몸을 지지합니다. 뻗은 다리의 힘으로 허리를 들어올립니다.

2초 올리기

2

상체를 툭 떨어뜨립니다. 1, 2를 3회 반복합니다.

2초 힘 빼기

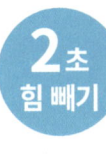

1

의자 등을 이용해서 상체를 세웁니다. 중간볼기근에서 허벅지까지 커브가 생기면서 스트레칭이 더욱 효과적으로 이뤄집니다. 뻗은 다리의 힘으로 상체를 들어올립니다.

2초 올리기

상체가 앞으로 기울어지면 허벅지 바깥쪽에 부하가 실리지 않습니다.

2

상체를 툭 떨어뜨립니다. 1, 2를 3회 반복합니다.

2초 힘 빼기

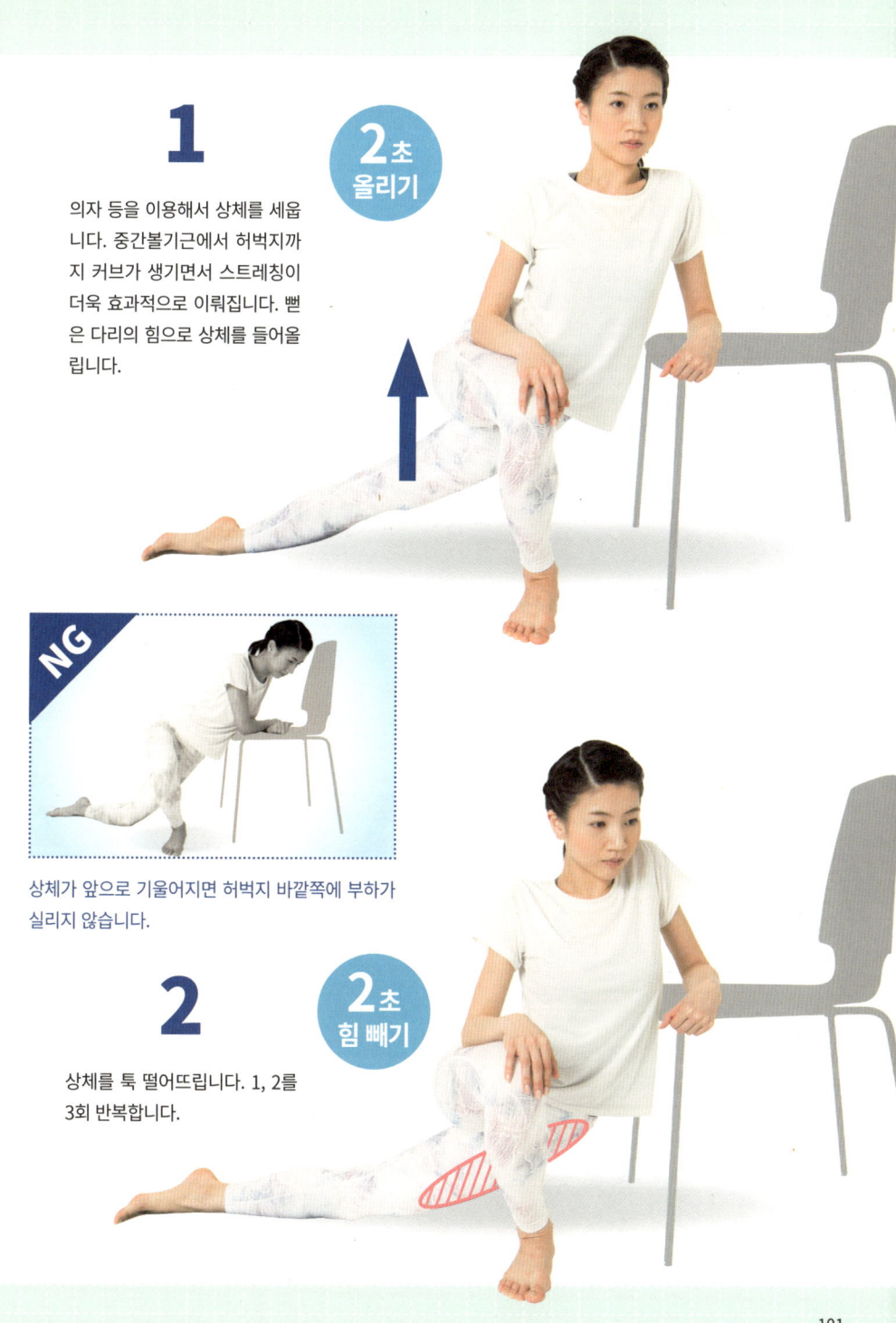

허벅지 바깥쪽 스트레칭
뇌과학 접근법

둘이서

1 파트너는 골반 부위와 무릎을 누르며 펴주듯이 힘을 줍니다. 당사자는 여기에 저항하며 위에 있는 다리를 세울 듯이 힘을 줍니다.

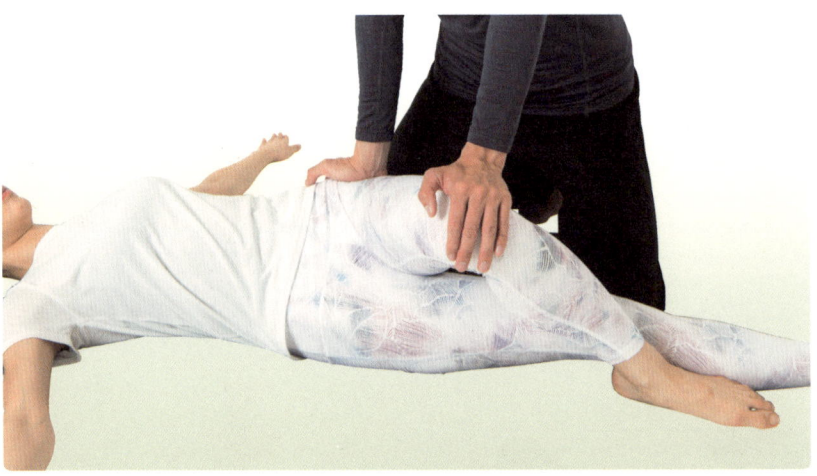

2 당사자는 단번에 힘을 빼고, 파트너는 부드럽게 누릅니다.

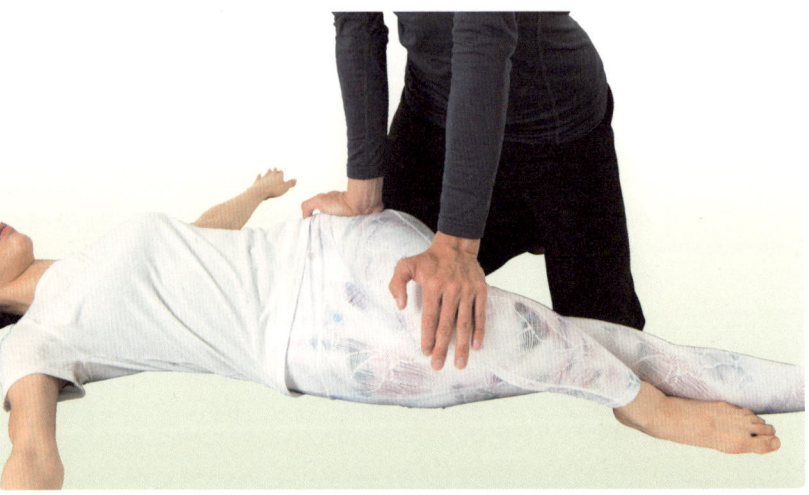

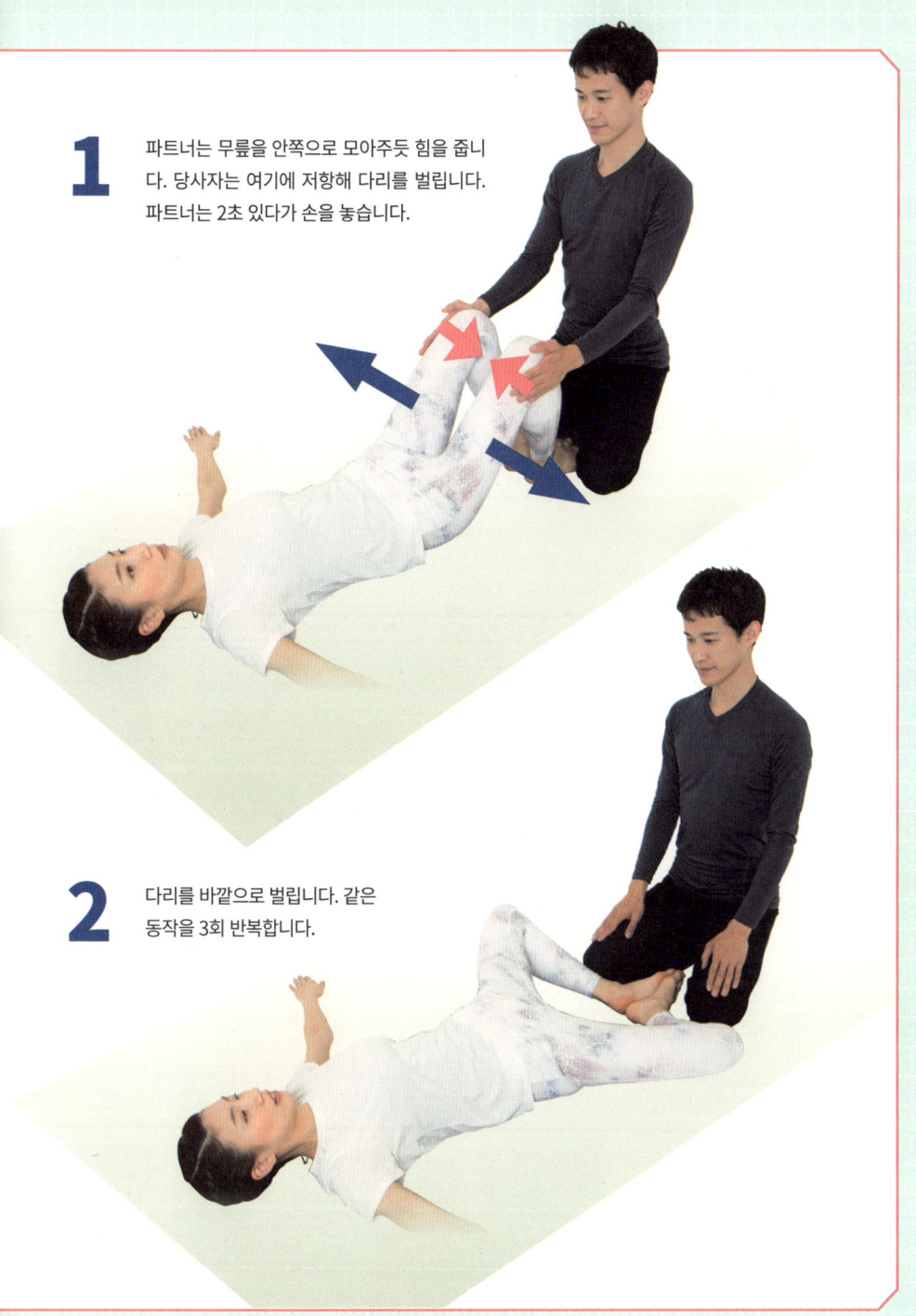

1 파트너는 무릎을 안쪽으로 모아주듯 힘을 줍니다. 당사자는 여기에 저항해 다리를 벌립니다. 파트너는 2초 있다가 손을 놓습니다.

2 다리를 바깥으로 벌립니다. 같은 동작을 3회 반복합니다.

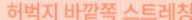 허벅지 바깥쪽 스트레칭

근막 접근법

허벅지 바깥쪽을 손바닥으로 누르며 풀어줍니다.

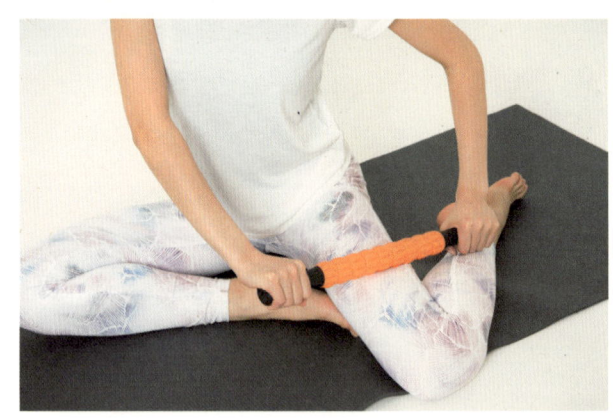

마사지 스틱을 활용하면 넓은 면적을 풀어줄 수 있습니다.

허벅지 바깥쪽 아래에 폼롤러를 두고 체중을 실어봅니다.

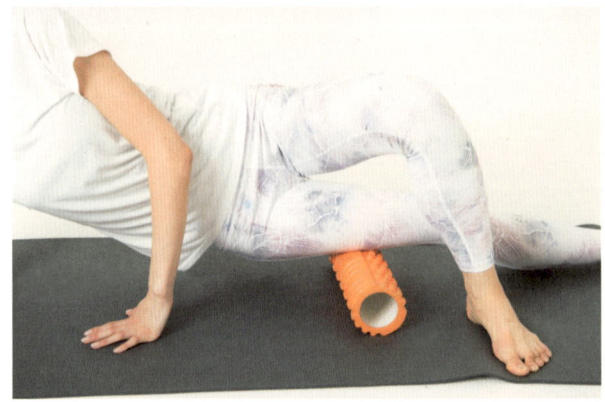

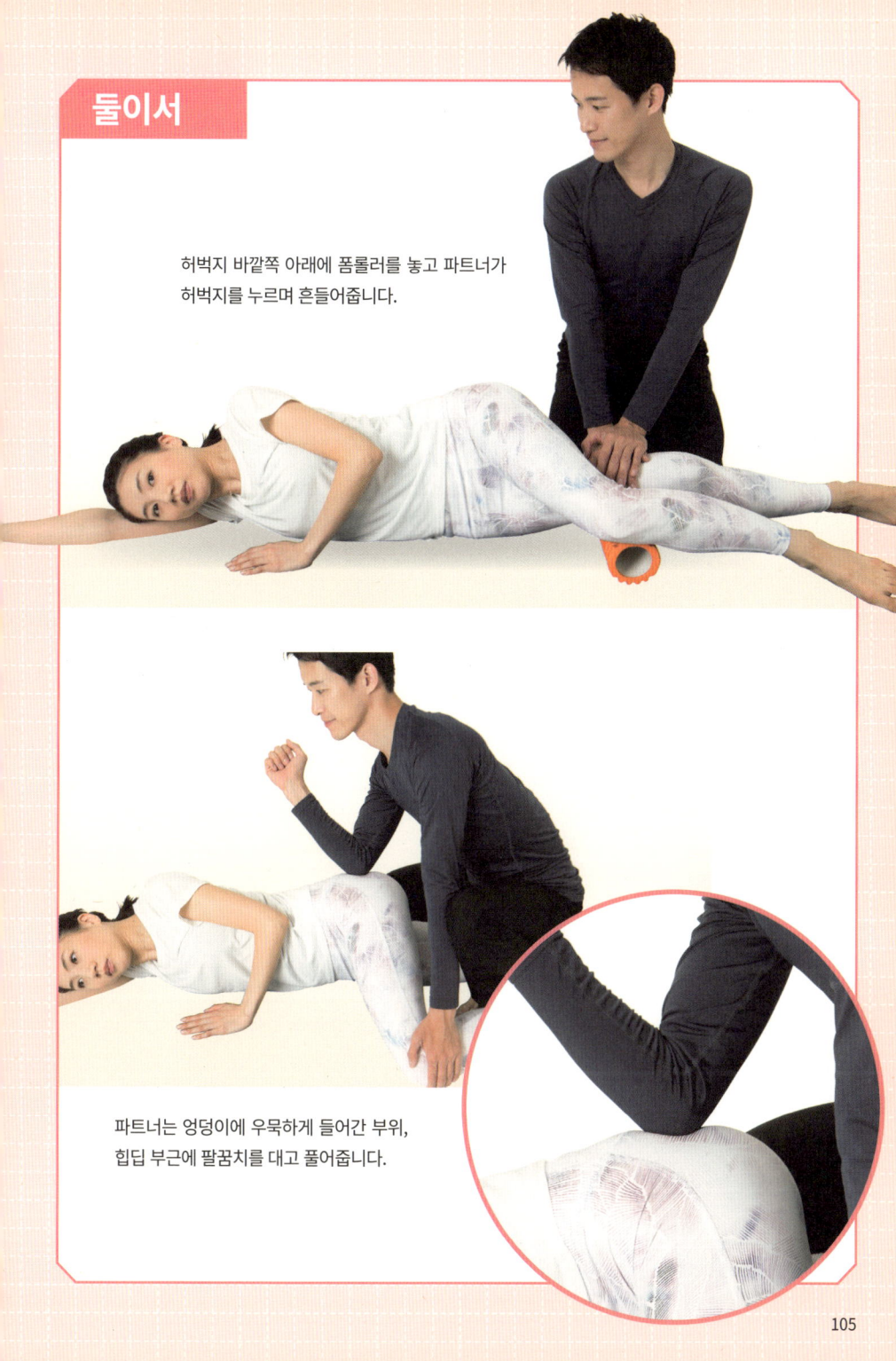

둘이서

허벅지 바깥쪽 아래에 폼롤러를 놓고 파트너가
허벅지를 누르며 흔들어줍니다.

파트너는 엉덩이에 우묵하게 들어간 부위,
힙딥 부근에 팔꿈치를 대고 풀어줍니다.

10 허벅지 안쪽 (모음근 그룹) 스트레칭

각 근육의 기능

모음근 그룹은 다리를 모으거나 안쪽으로 돌려 옆으로 움직이는 역할을 합니다.

골반을 안정되게 만들며 허벅지를 모아 직립 자세를 유지하도록 합니다.

이 부위가 경직되면 O다리, 골반 틀어짐, 다리 부종 등이 발생합니다.

경직되는 원인

- 장시간 동안 책상에서 하는 업무
- 서서 하는 업무
- 운동 부족
- 과한 운동

유연성이 좋아질 때 얻는 효과

- 발을 높게 들어올릴 수 있음
- 평영할 때 발차기 동작이 크고 강해짐
- 승마할 때 하체 힘이 안정됨
- 축구할 때 인사이드킥에 실리는 힘이 강해짐

이번 장에서 다루는 주요 근육

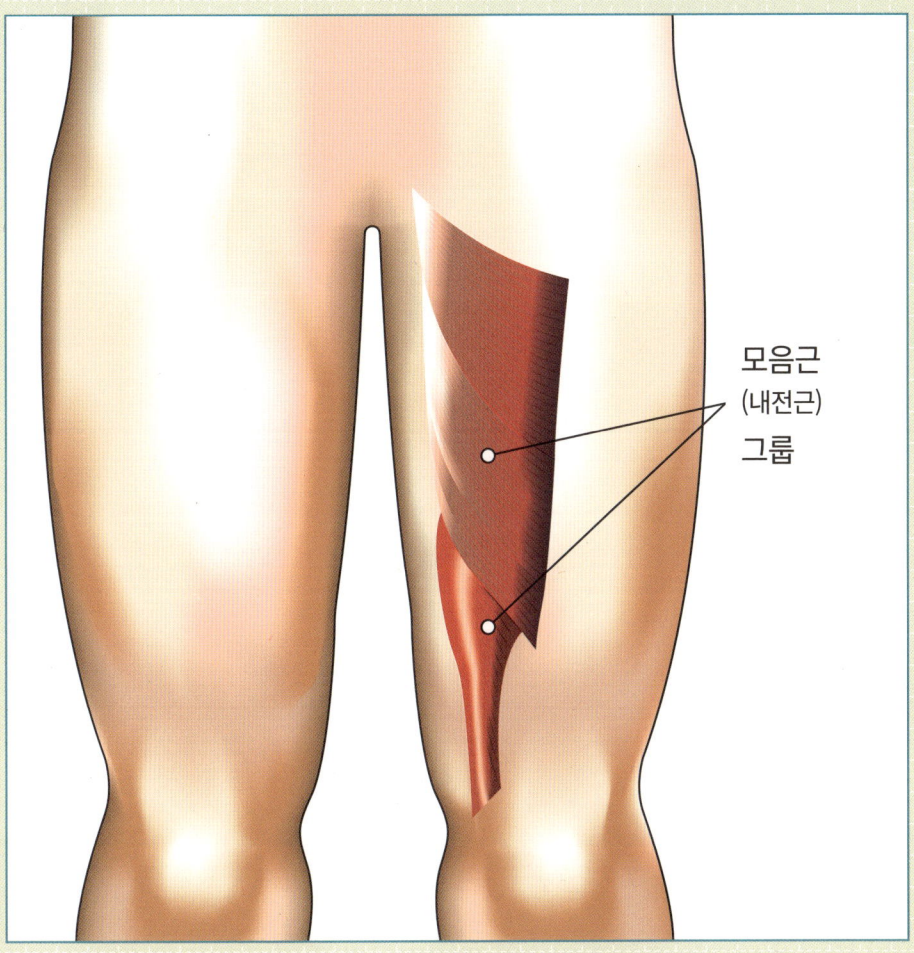

모음근
(내전근)
그룹

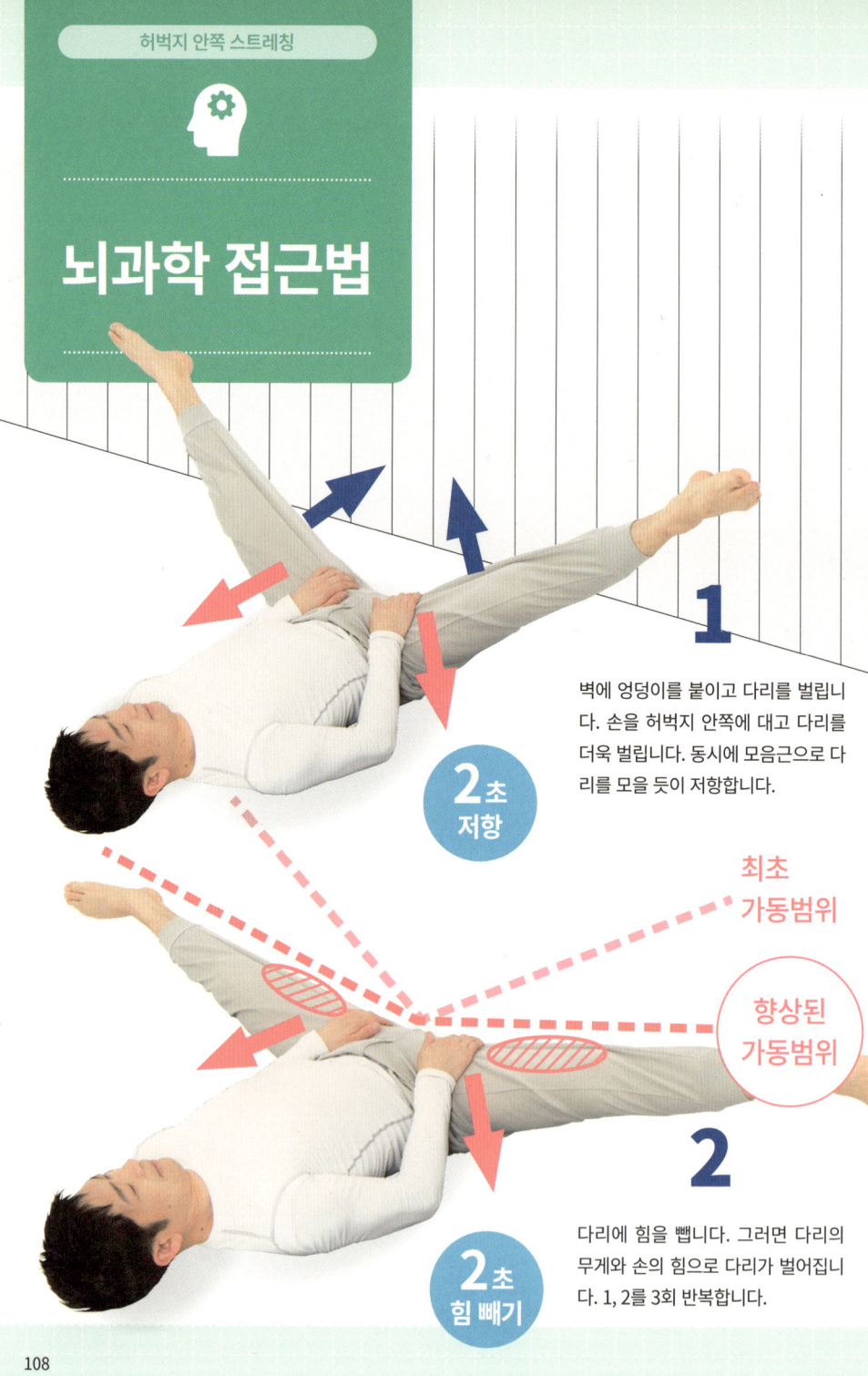

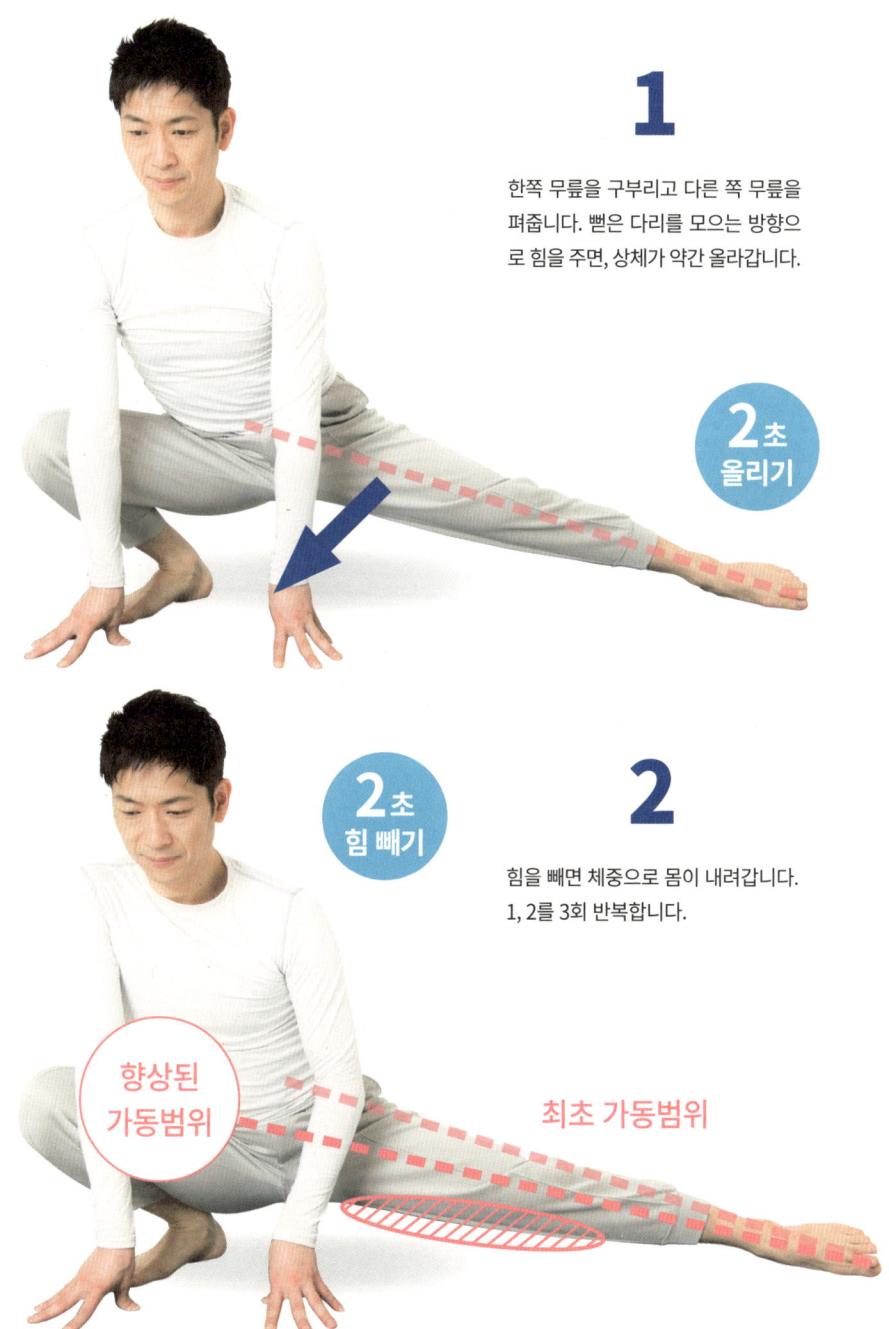

1

한쪽 무릎을 구부리고 다른 쪽 무릎을 펴줍니다. 뻗은 다리를 모으는 방향으로 힘을 주면, 상체가 약간 올라갑니다.

2초 올리기

2

힘을 빼면 체중으로 몸이 내려갑니다. 1, 2를 3회 반복합니다.

2초 힘 빼기

향상된 가동범위

최초 가동범위

허벅지 안쪽 스트레칭
뇌과학 접근법

고무 밴드 중앙 부분을 허리 아래에 둡니다. 밴드 길이는 자연스럽게 다리를 최대한 벌릴 수 있는 길이로 조절해주세요.

   모음근 그룹의 힘으로 2초간 다리를 모았다가 힘을 뺍니다. 고무 밴드의 힘으로 다리가 벌어집니다.

   고무 밴드 길이를 짧게 해서 같은 동작을 반복합니다.

고무 밴드는 발가락에 끼워서 고정합니다.

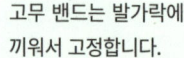
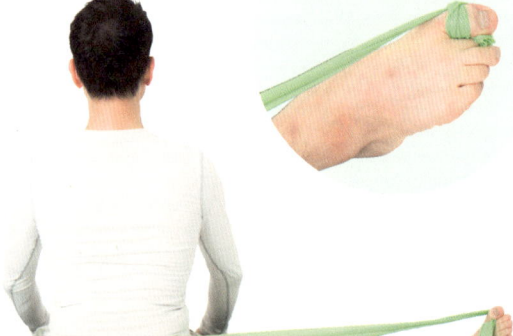

둘이서

1

파트너는 아래에 놓인 다리가 뜨지 않도록 무릎을 누르고, 위에 있는 다리를 얼굴 쪽으로 밀어냅니다.

2

2초 저항했다가 힘을 뺍니다. 같은 동작을 3회 반복합니다.

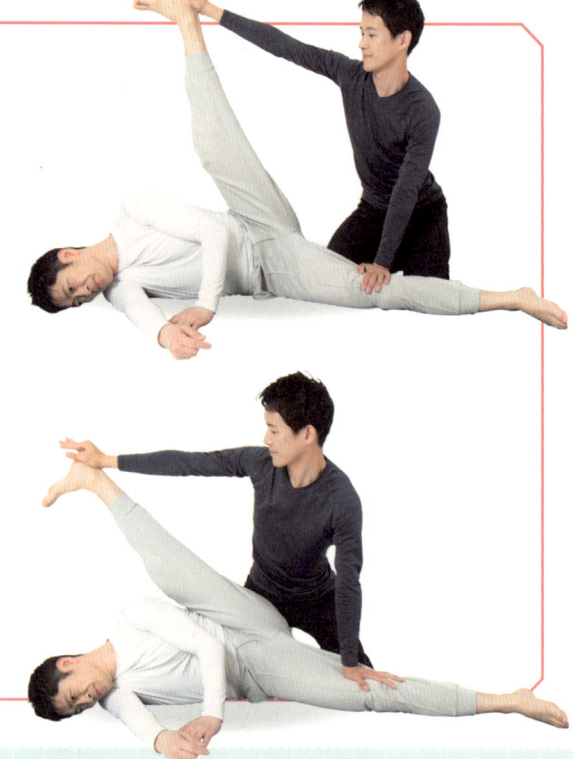

허벅지 안쪽 스트레칭

근막 접근법

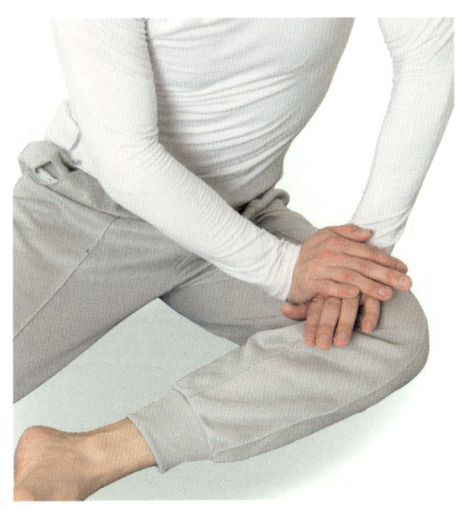

사진처럼 무릎을 구부려서 앉고, 무릎에서 서혜부까지 허벅지 안쪽에 체중을 실어가며 풀어줍니다.

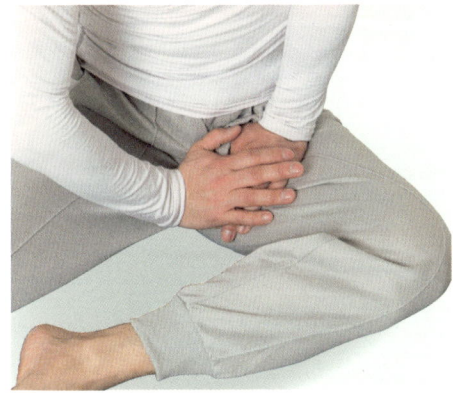

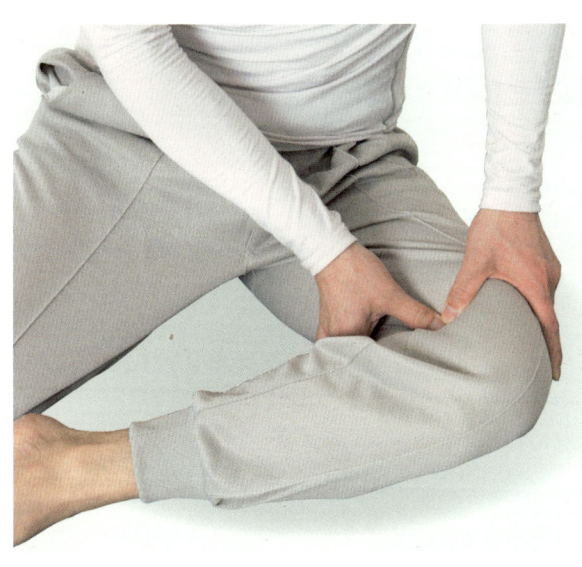

무릎 안쪽에서 약간 위쪽 부위에는 근육과 인대가 모여 있습니다. 여기를 풀어주면 앞으로 숙이는 동작이 한결 수월해집니다. 또 여기에 있는 '혈해'라는 혈자리를 자극하면 전신의 혈액순환이 개선될 수 있습니다.

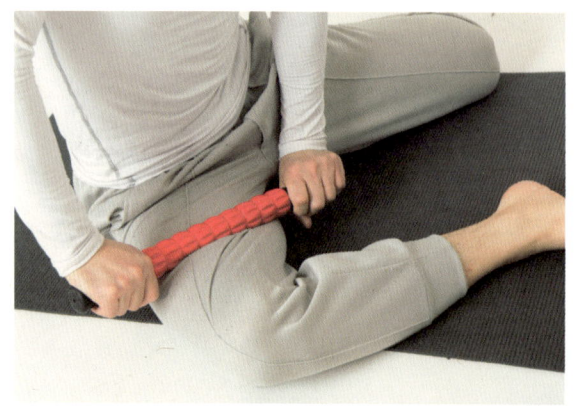

서혜부에서 무릎 위쪽 부위를 마사지 스틱으로 문지릅니다.

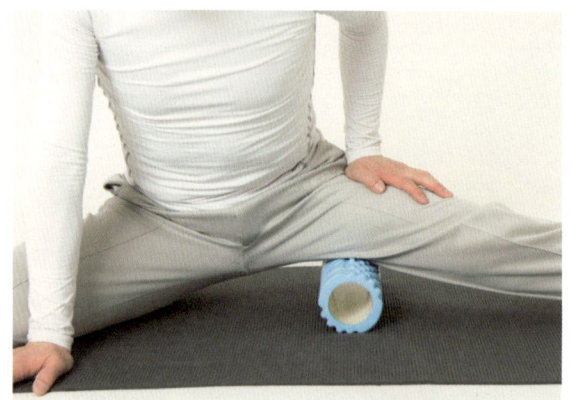

폼롤러 위에 허벅지 안쪽을 대고 누릅니다.

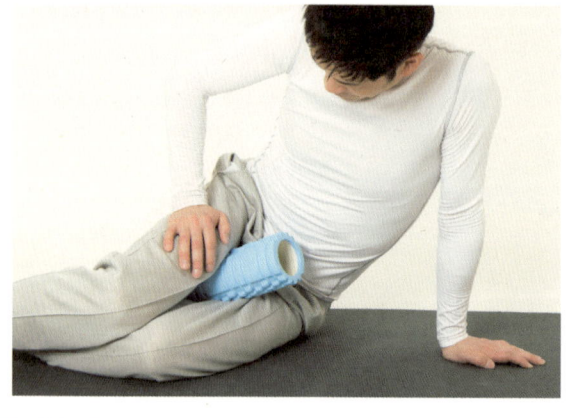

폼롤러를 허벅지 안쪽 사이에 끼우고, 다리를 모을 듯이 힘을 줍니다.

둘이서

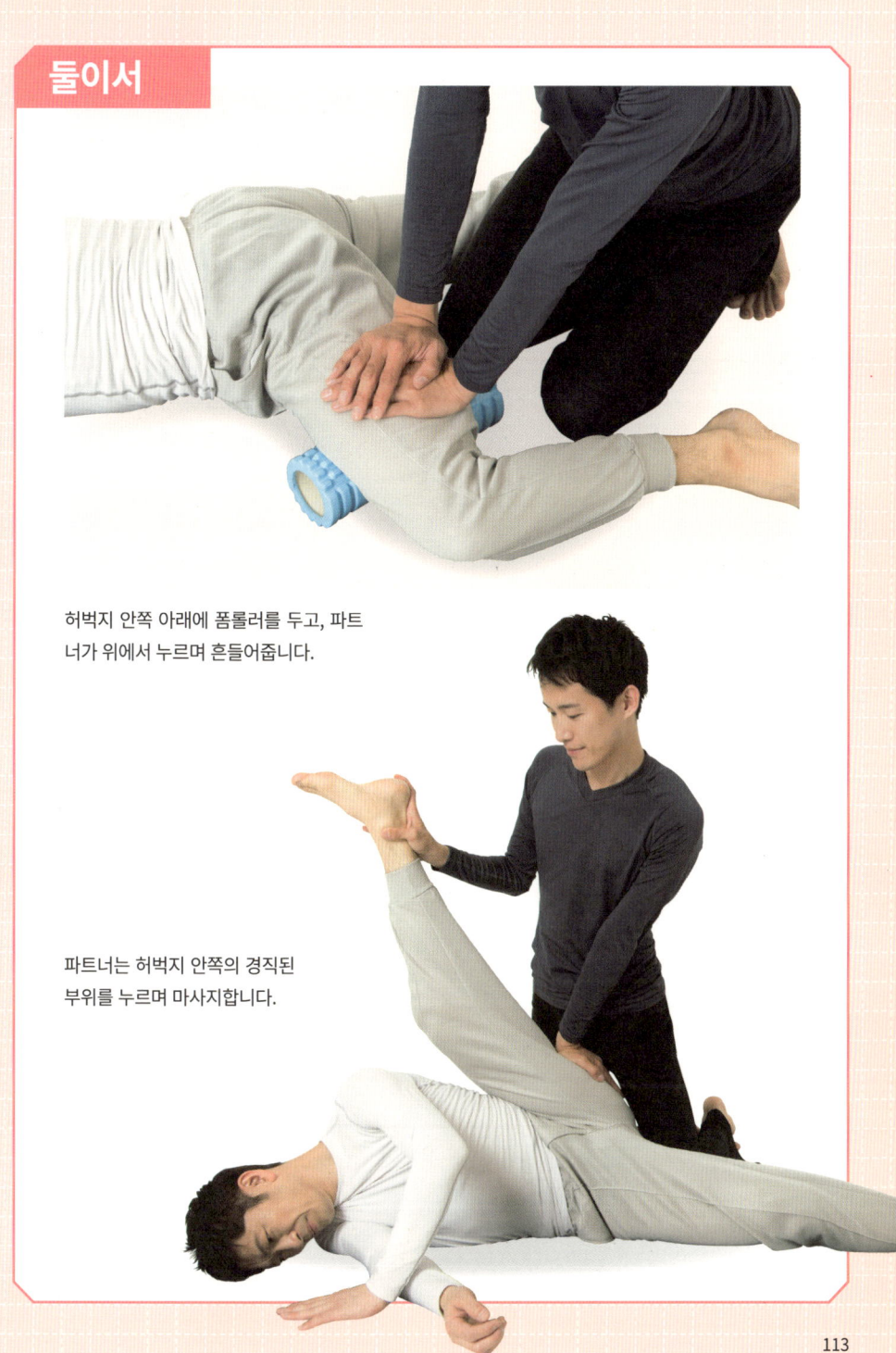

허벅지 안쪽 아래에 폼롤러를 두고, 파트너가 위에서 누르며 흔들어줍니다.

파트너는 허벅지 안쪽의 경직된 부위를 누르며 마사지합니다.

종아리 (가자미근 / 장딴지근) 스트레칭

각 근육의 기능

가자미근, 장딴지근은 모두 발을 내디딜 때 작용하며 걷기, 달리기, 뛰기, 오르기 등의 역할을 합니다. 또 선 자세를 유지하며 발목을 펴서 발가락으로만 딛고 설 수 있게 합니다.

이 부위가 경직되면 혈액이나 림프의 흐름이 정체되기 쉽습니다.

경직되는 원인

- 서서 하는 업무, 걷는 업무
- 장시간 동안 책상에서 하는 업무
- 운동 부족
- 과한 운동

유연성이 좋아질 때 얻는 효과

- 달리기 보폭이 넓어짐
- 높이 뛰어오르게 됨
- 언덕 오르기가 수월해짐
- 발레할 때 를르베 동작이 더 높아짐

이번 장에서 다루는 주요 근육

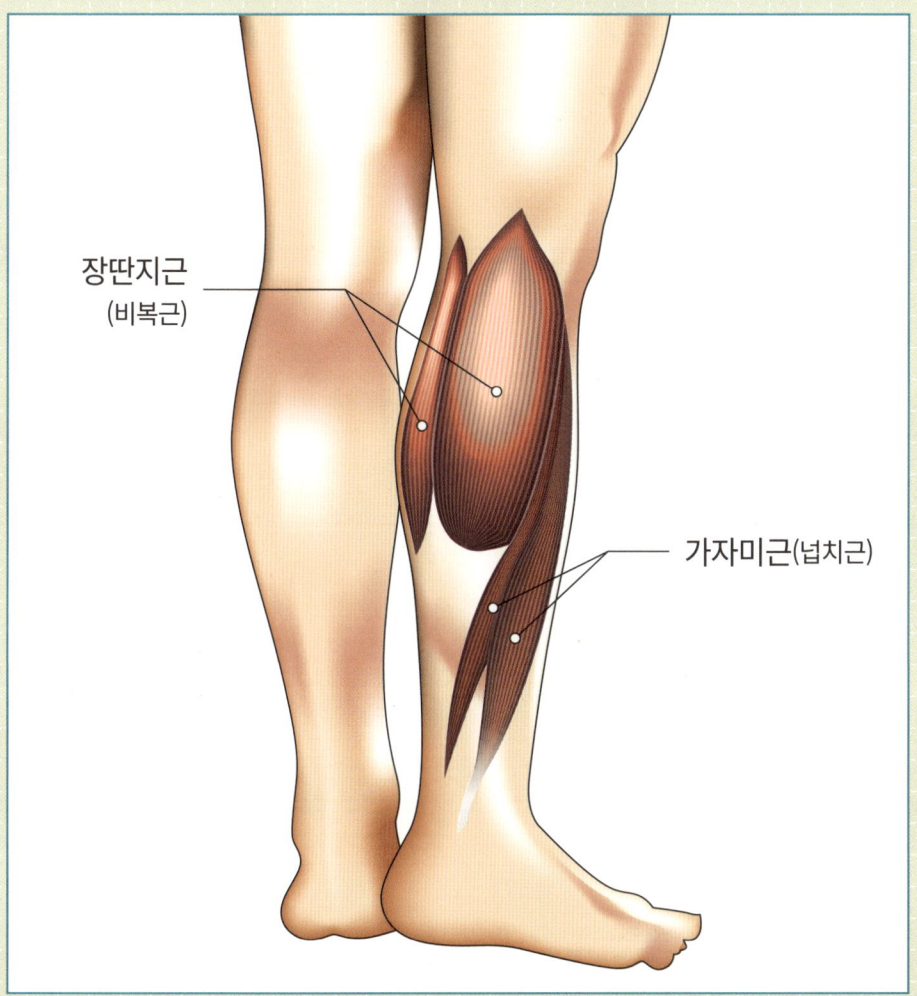

장딴지근
(비복근)

가자미근(넙치근)

종아리 스트레칭

뇌과학 접근법

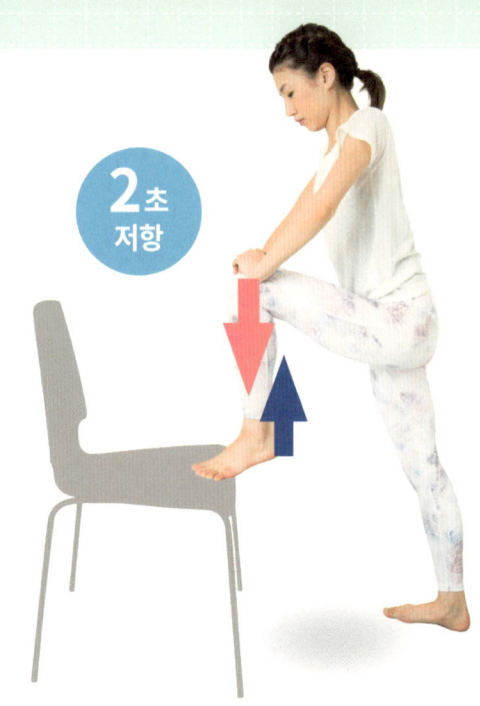

2초 저항

1

무릎을 손으로 누르고, 여기에 저항해 발뒤꿈치를 들어올리듯이 힘을 줍니다.

2초 힘 빼기

2

발뒤꿈치 힘을 뺍니다.
1, 2를 3번 반복합니다.

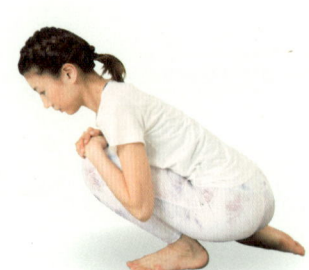

의자를 사용하지 않고 바닥에서도 할 수 있습니다. 무릎이 앞으로 나오기 때문에 특히 종아리 아래 부분이 스트레칭됩니다.

1

다리를 뻗은 상태에서 발볼에 고무 밴드를 감고, 발끝을 앞으로 내밉니다.

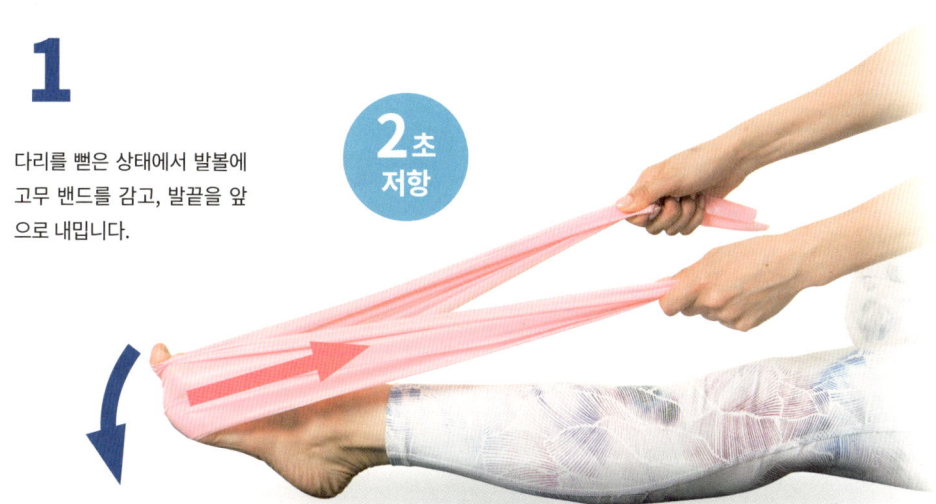

2초 저항

2

고무 밴드를 당긴 상태에서 발끝에 힘을 빼고, 동시에 발뒤꿈치를 밀어냅니다. 1, 2를 3회 반복합니다.

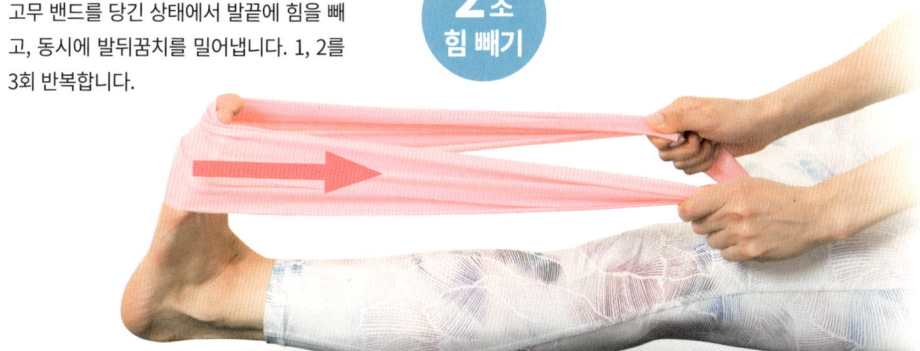

2초 힘 빼기

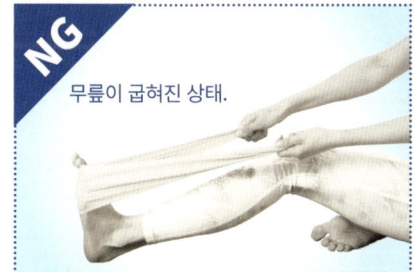

NG 무릎이 굽혀진 상태.

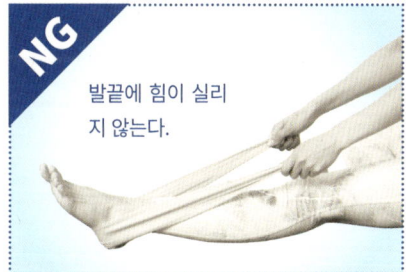

NG 발끝에 힘이 실리지 않는다.

종아리 스트레칭

근막 접근법

폼롤러 위에 종아리를 두고 흔들어줍니다.

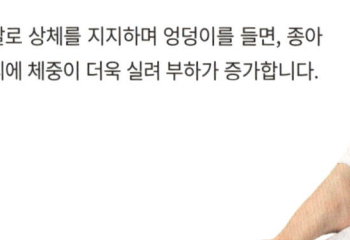

팔로 상체를 지지하며 엉덩이를 들면, 종아리에 체중이 더욱 실려 부하가 증가합니다.

양 손바닥으로 종아리를 강하게 압박하면서 종아리의 수축, 이완을 반복합니다.

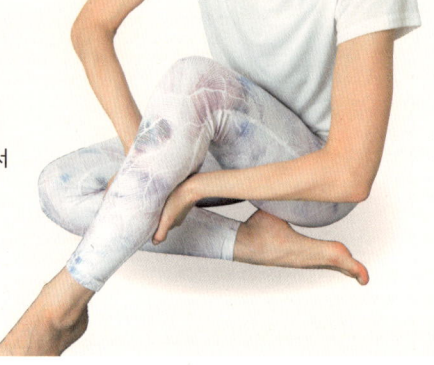

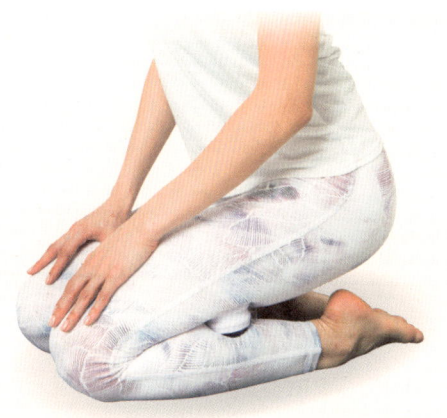

허벅지와 종아리 사이에 마사지 볼 등을 끼웁니다.

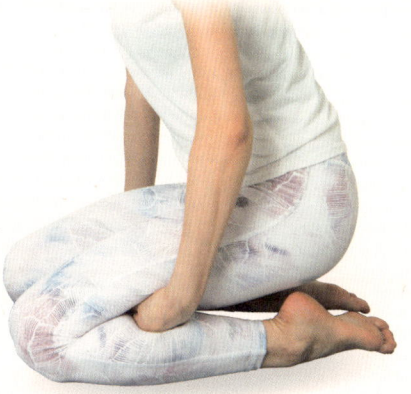

주먹 쥔 손을 허벅지와 종아리 사이에 끼웁니다.

둘이서

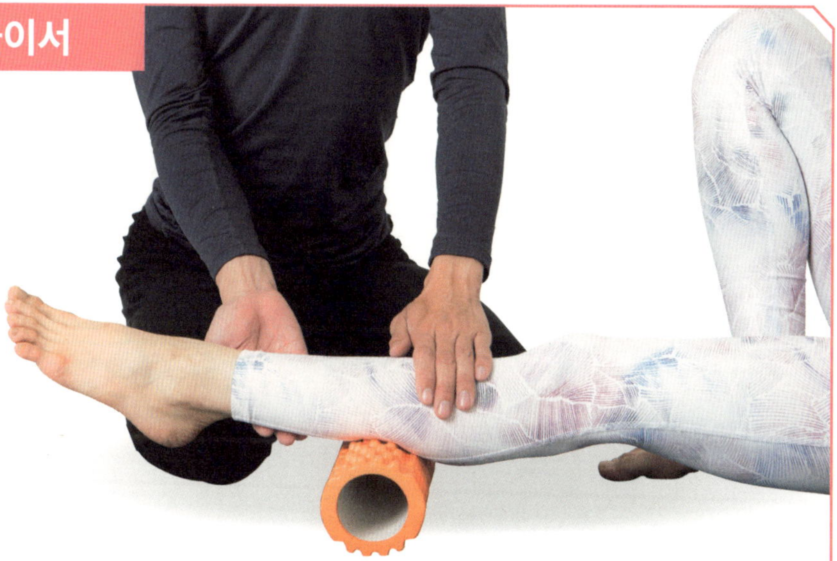

종아리를 폼롤러 위에 두고 흔들어줍니다.

종아리 스트레칭
근막 접근법

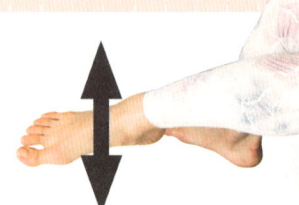

무릎끼리 깊게 교차해 위쪽 발목을 위아래로 흔들어줍니다.

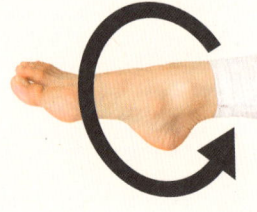

종아리를 무릎 위에 올려놓고 발목을 돌립니다.

무릎 아래 안쪽의 혈자리
허벅지 근육은 무릎을 지나 무릎 아래 안쪽까지 이어져 있습니다. 이 부분을 주무르면 허벅지 뒤쪽, 무릎 뒤쪽이 쉽게 늘어납니다.

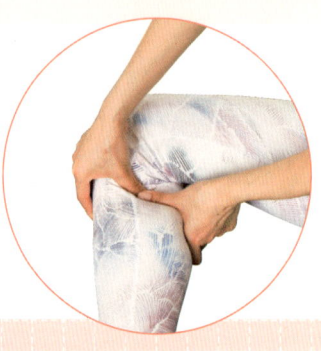

종아리가 '제2의 심장'이라고 불리는 이유는 온몸에 흐르는 혈액을 심장으로 다시 되돌려 보내는 펌프 같은 역할을 하기 때문입니다.

종아리의 근력이나 유연성이 떨어지면, 이 펌프 기능이 저하됩니다. 그렇게 되면 혈액이 하반신에서 심장으로 돌아가는 힘이 약해져 혈액 순환이 나빠집니다.

사람은 서서 걷기 때문에 중력으로 인해 혈액의 70% 이상이 발에 머무르기 쉽습니다. 그래서 혈액의 흐름을 개선해주는 종아리 펌프 기능은 매우 중요하죠.

운동이 부족하거나 종아리를 혹사해 펌프 기능이 약해지면, 혈액 순환이 나빠집니다. 또 병이나 냉증, 부종, 어깨 결림, 요통 등이 발생할 위험도 커집니다. 평소에 가벼운 산책을 하거나 이 책에서 소개한 스트레칭을 실시하고, 종아리를 차가운 상태로 두지 않도록 의식해야 합니다.

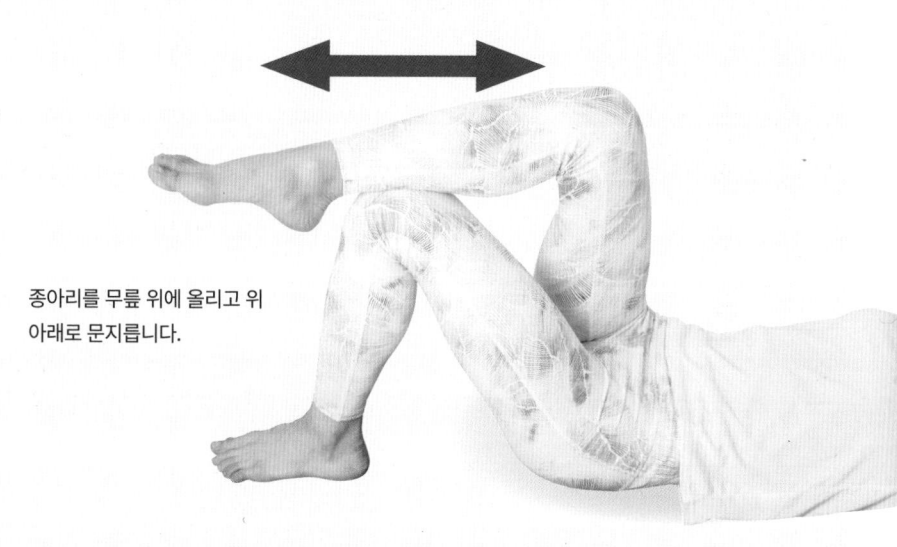

종아리를 무릎 위에 올리고 위 아래로 문지릅니다.

종아리의 펌프 기능이 활성화되면 다음과 같은 효과를 기대할 수 있습니다.

◆ 혈액 순환이 좋아진다
◆ 면역력이 높아진다
◆ 자율신경의 기능이 좋아진다
◆ 체온이 올라간다
◆ 노화를 막는다
◆ 뇌 활동이 활발해진다
◆ 종아리에 탄력이 생긴다

12 정강이・발바닥・발끝
(앞정강근・발바닥근 그룹)
스트레칭

각 근육의 기능

앞정강근은 발끝을 올리는 역할을 합니다. 또 종아리의 길항근이기도 하며, 종아리의 가동범위를 넓혀 움직임을 강화해주기도 합니다.

발바닥근 그룹은 발바닥 중앙에 아치를 만들고, 발가락을 구부리며, 강하게 지면을 내딛게 합니다.
이 부위가 경직되면 발부리가 걸려 넘어지거나 족저근막염 증상이 나타나기 쉽습니다.

경직되는 원인

- 서서 하는 업무, 걷는 업무
- 구두 신고 걷기
- 하이힐을 신고 걷기
- 과한 운동

유연성이 좋아질 때 얻는 효과

- **발부리가 걸려 넘어질 일이 줄어듦**
- **큰 보폭으로 빠르게 걸을 수 있음**
- **높이 뛸 수 있게 됨**
- **발레할 때 를르베 동작이 더 높아짐**

이번 장에서 다루는 주요 근육

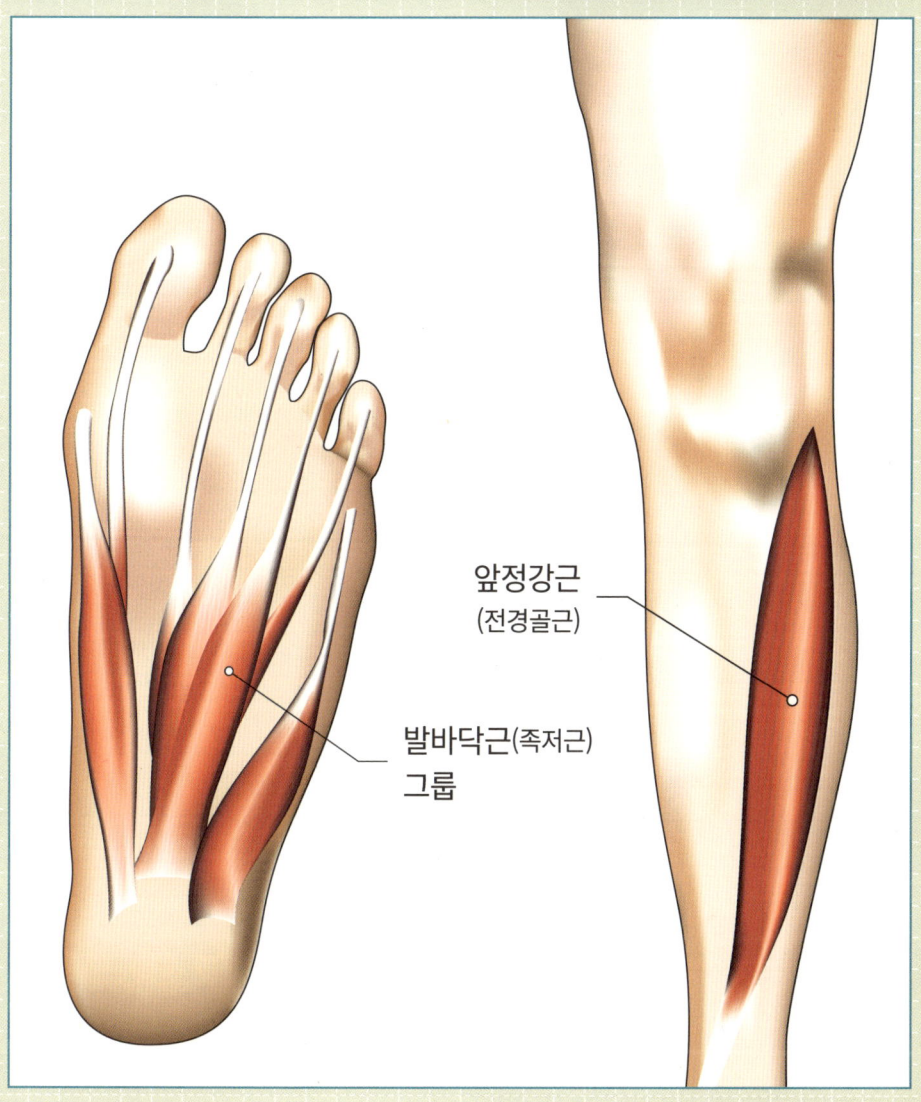

앞정강근
(전경골근)

발바닥근(족저근)
그룹

뇌과학 접근법

정강이 스트레칭

1

무릎을 꿇고 앉아 한쪽 무릎을 손으로 들어올리는 동시에 무릎으로 저항하듯 아래로 누릅니다.

2초 저항

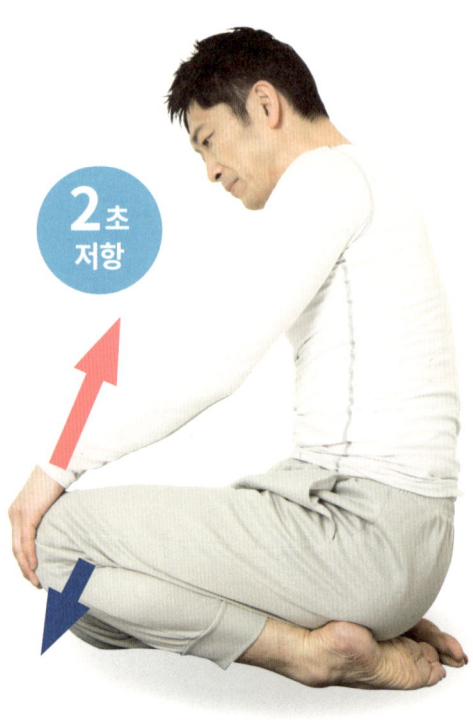

2초 힘 빼기

2

무릎에 힘을 빼고, 손으로 무릎을 들어올립니다. 1, 2를 3회 반복합니다.

정강이 스트레칭

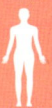

근막 접근법

손가락으로 앞정강근을 눌러 풀어줍니다.

마사지 스틱으로 앞정강근을 풀어줍니다.

폼롤러 위에 앞정강근을 두고 체중을 싣습니다.

발바닥 스트레칭

뇌과학 접근법

2초 저항

1

손으로 발가락을 젖히듯 힘을 주고, 발가락 힘으로는 저항합니다.

2초 힘 빼기

2

발가락에 힘을 뺍니다.
1, 2를 3회 반복합니다.

발바닥 스트레칭

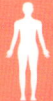

근막 접근법

발바닥으로 볼을 밟으며 풀어줍니다. 발 안쪽, 가운데, 바깥쪽과 같이 크게 세 라인을 의식합니다. 볼에 체중을 확실하게 실으며 실시합니다.

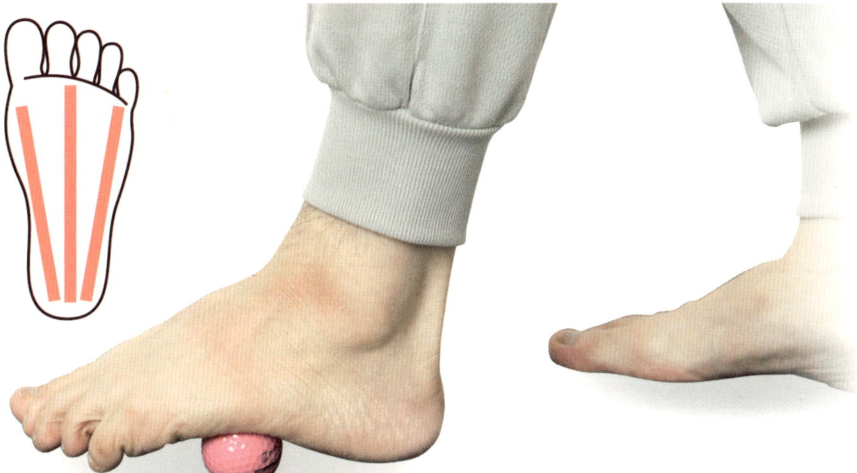

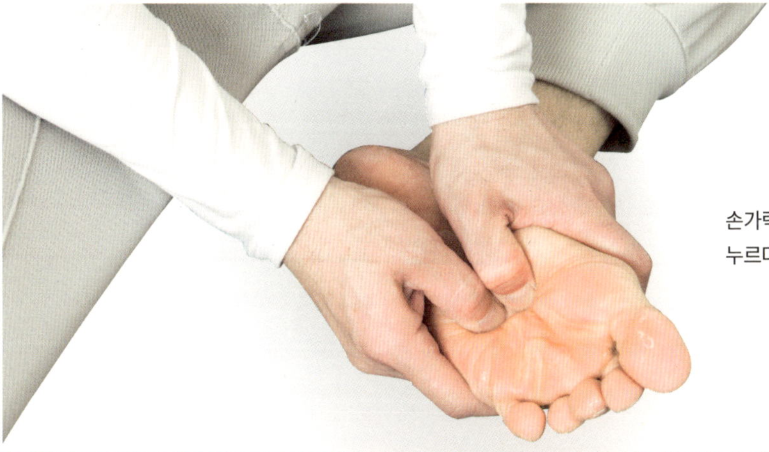

손가락으로 발바닥을 누르며 풀어줍니다.

발끝 스트레칭

뇌과학 접근법

1

발끝을 벽에 대고 무릎을 아래로 눌러줍니다. 벽에는 타월 등 부드러운 것을 대어 발끝을 보호합니다.

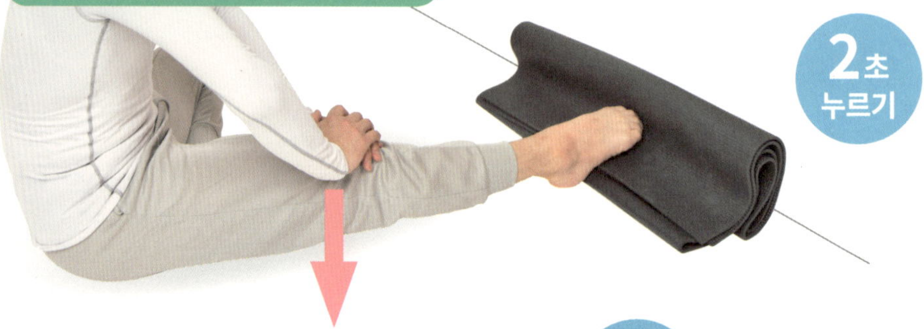

2초 누르기

2초 힘 빼기

2

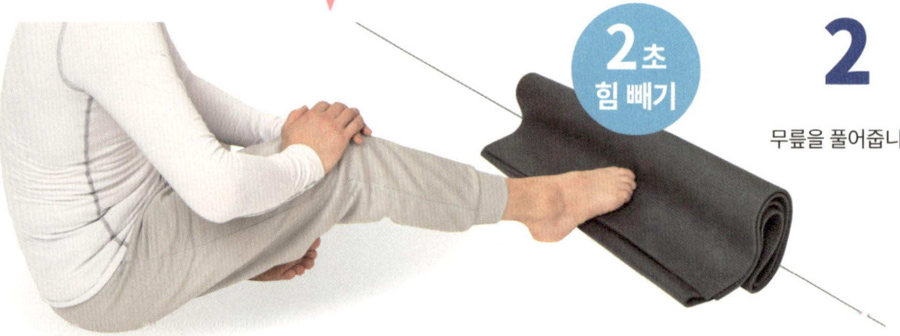

무릎을 풀어줍니다.

둘이서

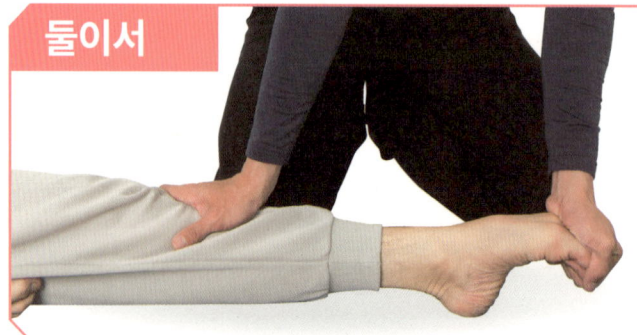

파트너가 발끝을 아래로 누르고, 당사자는 여기에 저항합니다.

발끝 스트레칭

근막 접근법

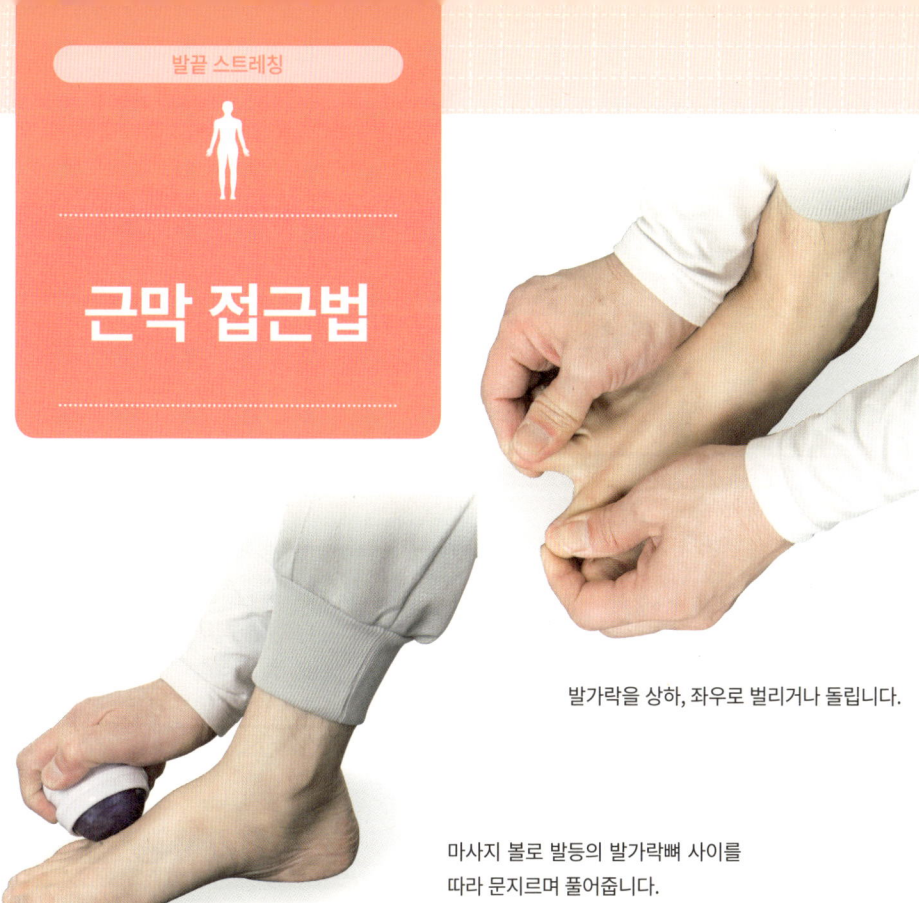

발가락을 상하, 좌우로 벌리거나 돌립니다.

마사지 볼로 발등의 발가락뼈 사이를 따라 문지르며 풀어줍니다.

지금까지 부위별로 전신 스트레칭을 안내했습니다. '정강이나 발바닥, 발끝은 내가 하는 운동과는 관련 없어'라고 생각하는 분이 있을지도 모르겠습니다.

하지만 우리 몸은 근막으로 감싸져 있어서 한 군데라도 틀어지면 온몸에 영향을 끼칩니다. 가령 발바닥을 확실히 풀어주면, 다리 뒤쪽 전체가 이완되어 앞으로 숙이는 동작이 한결 편해집니다.

또 정강이 마사지는 처음 접한다는 분도 적지 않을 것입니다. 앞정강근은 장딴지근의 길항근이어서 정강이를 부드럽게 해주면 종아리가 원래 지닌 가동범위까지 잘 늘어납니다. 늘 동일한 스트레칭만 실시했다면 이제는 여태껏 신경 쓰지 못한 부위에도 관심을 기울여보시기 바랍니다.

칼럼 1

워밍업 = 스트레칭?

워밍업이란 이름 그대로 몸을 따뜻하게 만들기 위한 운동입니다. 몸을 덥혀, 전신의 혈액 순환을 촉진하고, 혈액이 근육에 산소나 영양소를 전달하기 쉬운 상태로 만들 목적으로 실시합니다. 또 경기 중 수행 능력을 향상하고, 부상을 방지하기 위해서 하기도 합니다.

바닥에 앉아서 다리를 뻗고 실시하는 스트레칭은 몸이 따뜻해지지 않기 때문에 워밍업이라 볼 수는 없습니다. 게다가 날씨가 추울 때와 같이 몸이 따뜻해지지 않은 상태에서는 근육이 잘 늘어나지 않기 때문에 스트레칭 효과도 반감됩니다.

그렇다면 워밍업을 위해 구체적으로 무엇을 하면 좋을까요? 몸을 따뜻하게 한다는 목적을 생각한다면 걷기나 조깅과 같은 유산소 운동이 적합하지만 여기서는 가볍게 실시할 수 있도록 24쪽에서 소개한 스트레칭을 추천합니다. 가볍게 반동을 주어 몸을 크게 움직이는 다이내믹 스트레칭입니다.

또 워밍업에 필요한 시간은 10분 정도로 생각하면 되겠습니다. 몸을 따뜻하게 하기 위한 목적이니 약간 땀이 날 정도로만 해보시기 바랍니다.

CHAPTER

3

상급자용 자세에 도전하기!

Y자 균형, 앞뒤로 다리 찢기, 비둘기 자세, 비엘만 자세 등 초급자부터 최상급자까지 통틀어 유독 요청이 많았던 자세 중 여섯 가지를 골라서 연습 방법을 안내합니다.

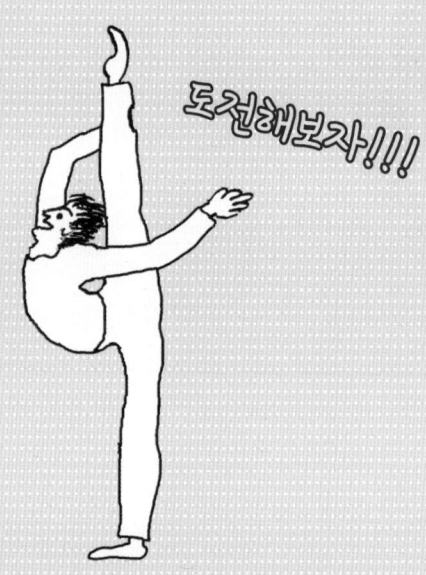

난이도 ★☆☆☆☆

등 뒤에서 손잡기

위에 둔 팔로는 ① 팔꿈치를 옆으로 당기는 동작과 ② 뒤로 당기는 동작을, 아래에 둔 팔로는 ① 어깨를 내리는 동작과 ② 가슴을 열어 팔을 뒤로 보내는 동작을 복합적으로 실시하는 자세입니다. 어깨뼈의 유연성이 필요합니다.

목표 좌우 번갈아 실시할 때 한쪽만이라도 손을 마주 잡게 된다.
상급 목표 좌우 번갈아 실시할 때 양쪽 모두 확실하게 손을 마주 잡게 된다.

포인트
- 가슴을 연다.
- 밑에 둔 팔의 어깨를 내린다.

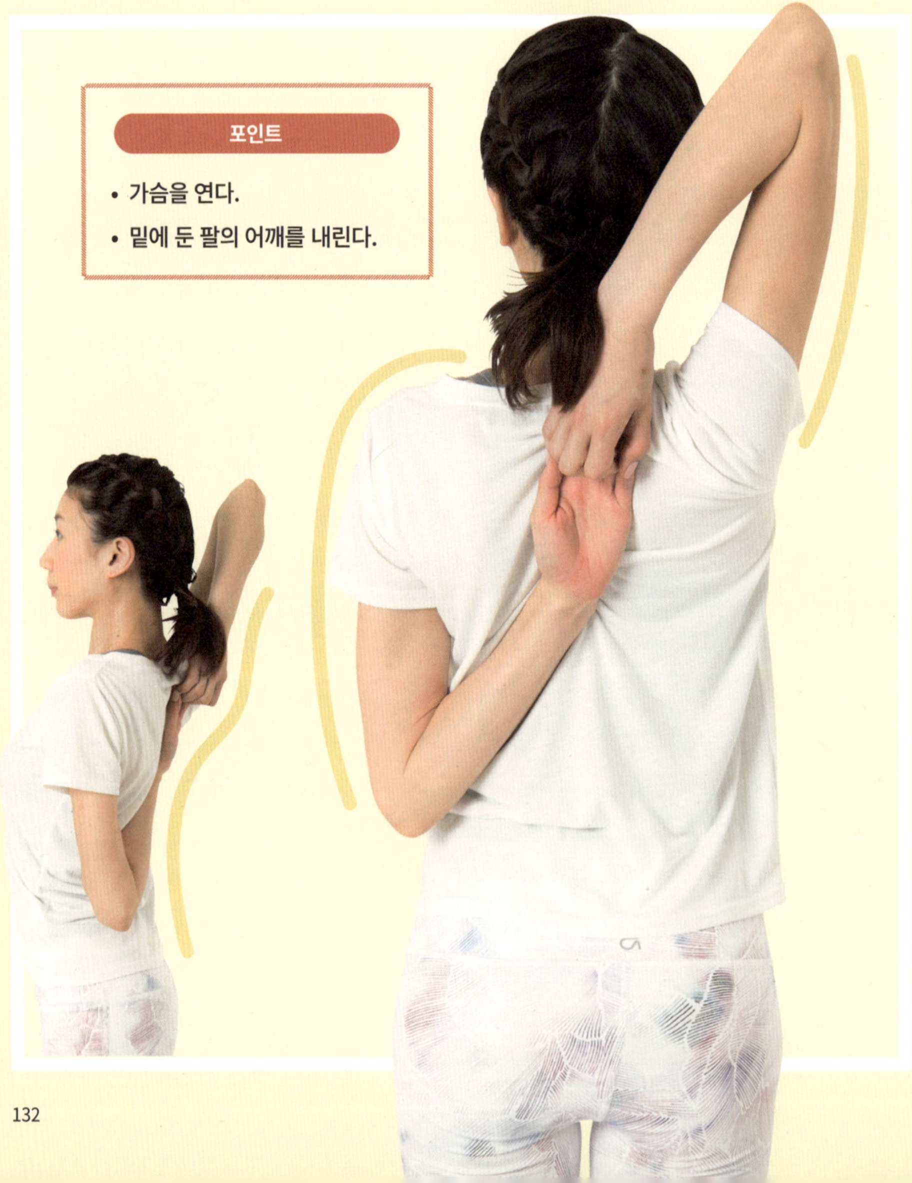

운동 1 — 뇌과학 접근법 (각각 3회 반복)

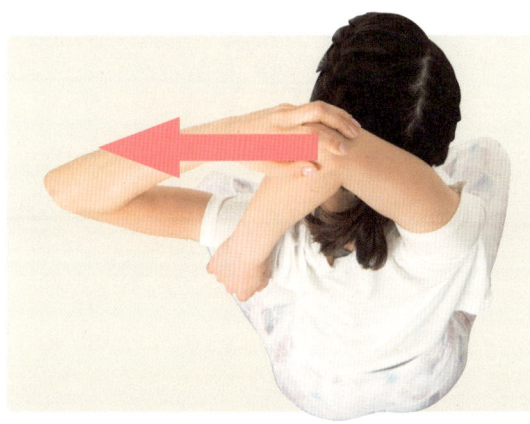

팔꿈치를 잡고 옆으로 당겨 저항(2초), 힘 빼기(2초)를 반복합니다. (참고: 68쪽)

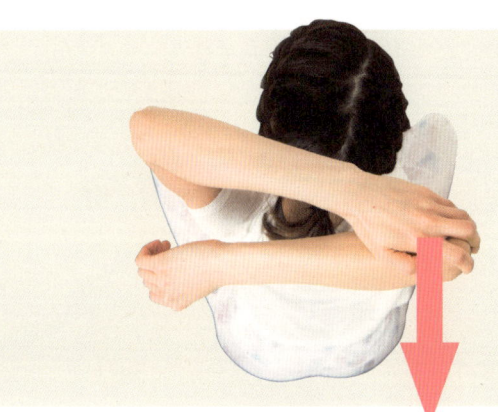

팔꿈치를 잡고 뒤로 당겨 저항(2초), 힘 빼기(2초)를 반복합니다. (참고: 68쪽)

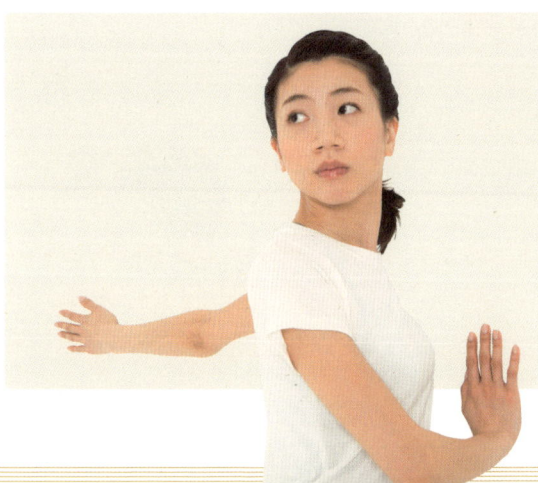

벽에 손을 대고 몸을 비틀어 가슴의 힘으로 저항(2초), 힘 빼기(2초)를 반복합니다. (참고: 76쪽)

운동 2 — 근막 접근법 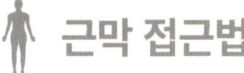 각각 30초

위에 둘 팔의 어깨세모근

어깨 바깥쪽을 풀어줍니다.

어깨를 잡고 팔을 움직입니다.

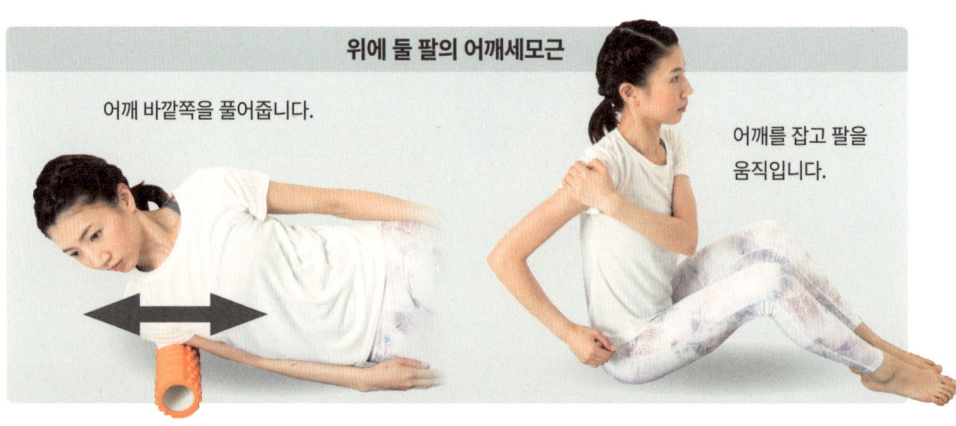

위에 둘 팔의 큰원근(겨드랑이 아래 등 부위), 몸 옆면

겨드랑이 아래를 잡고 팔을 움직입니다.

겨드랑이부터 옆구리까지 풀어줍니다.

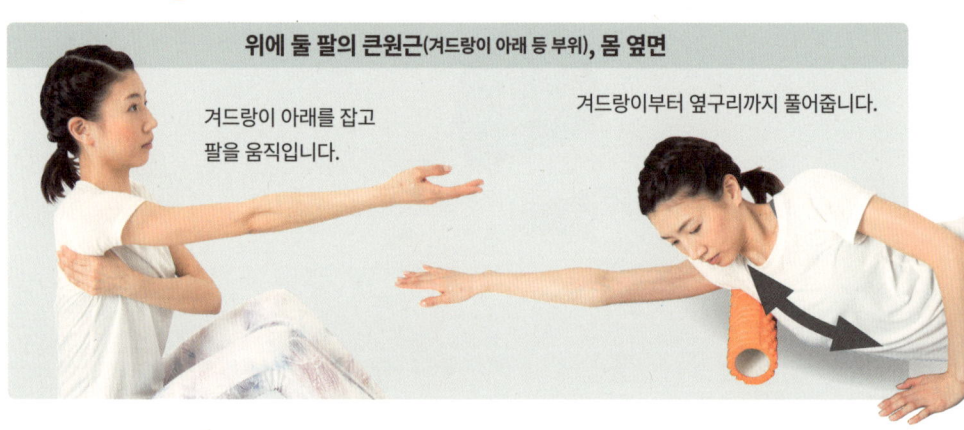

아래에 둘 팔의 가슴, 등세모근

등을 풀어줍니다.

가슴을 얹고 흔들어 풀어줍니다.

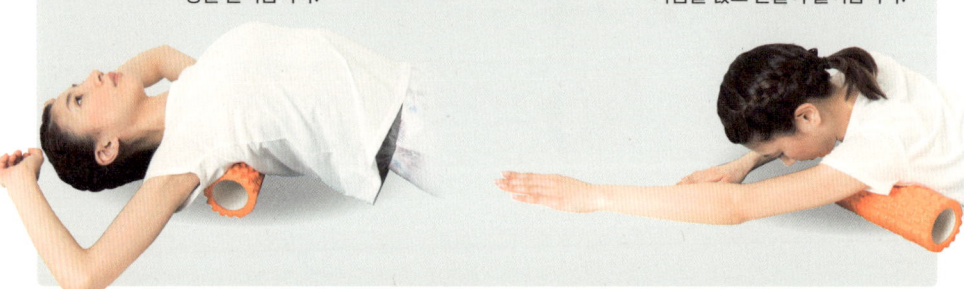

필요에 따라서 다른 부위도 풀어줍니다.

운동1, 2를 마치면 등 뒤에서 손잡기 자세를 30초간 유지하며 성과를 확인합니다.

체크 항목
☐ **손을 깊게 마주 잡을 수 있는가?**
(닿지 않을 경우 어느 정도 가까워졌나?)
☐ **가동범위는 어디까지인가?**

가동범위를 스스로 느껴보고, 그 부위를 중점적으로 풀어줍니다.
또 좌우 번갈아 실시해봅시다.

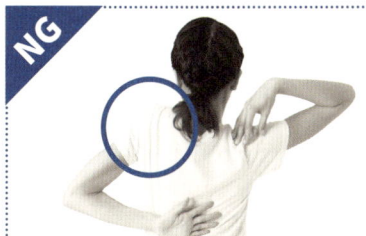

NG

어깨가 위로 올라가면 동작이 잘 안 됩니다. 등세모근이 긴장하면 어깨가 올라가니 이때는 등세모근부터 풀어줍니다.

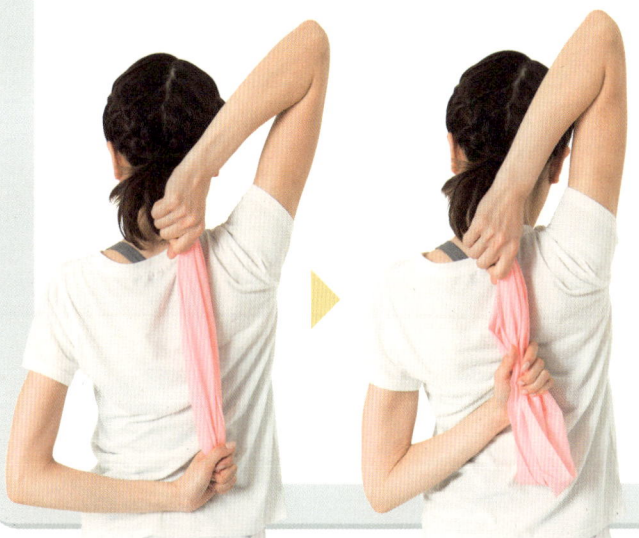

효과적인 운동

고무 밴드를 잡고, 위아래로 서로 당겼다가 힘을 뺍니다. 그다음에는 손과 손의 간격이 더 가까워지도록 잡고 다시 서로 당겼다가 힘을 뺍니다. 이 동작을 여러 차례 반복합니다.

옆으로 다리 찢기

난이도 ★★☆☆☆

주로 허벅지 안쪽(모음근)이 늘어납니다. 엉덩관절을 바깥으로 열어내기만 하는 비교적 간단한 동작이지만, 엉덩관절뿐만 아니라 하체 전체의 유연성이 필요합니다.

목표 이마가 바닥에 닿는다.
상급 목표 배가 바닥에 닿는다.

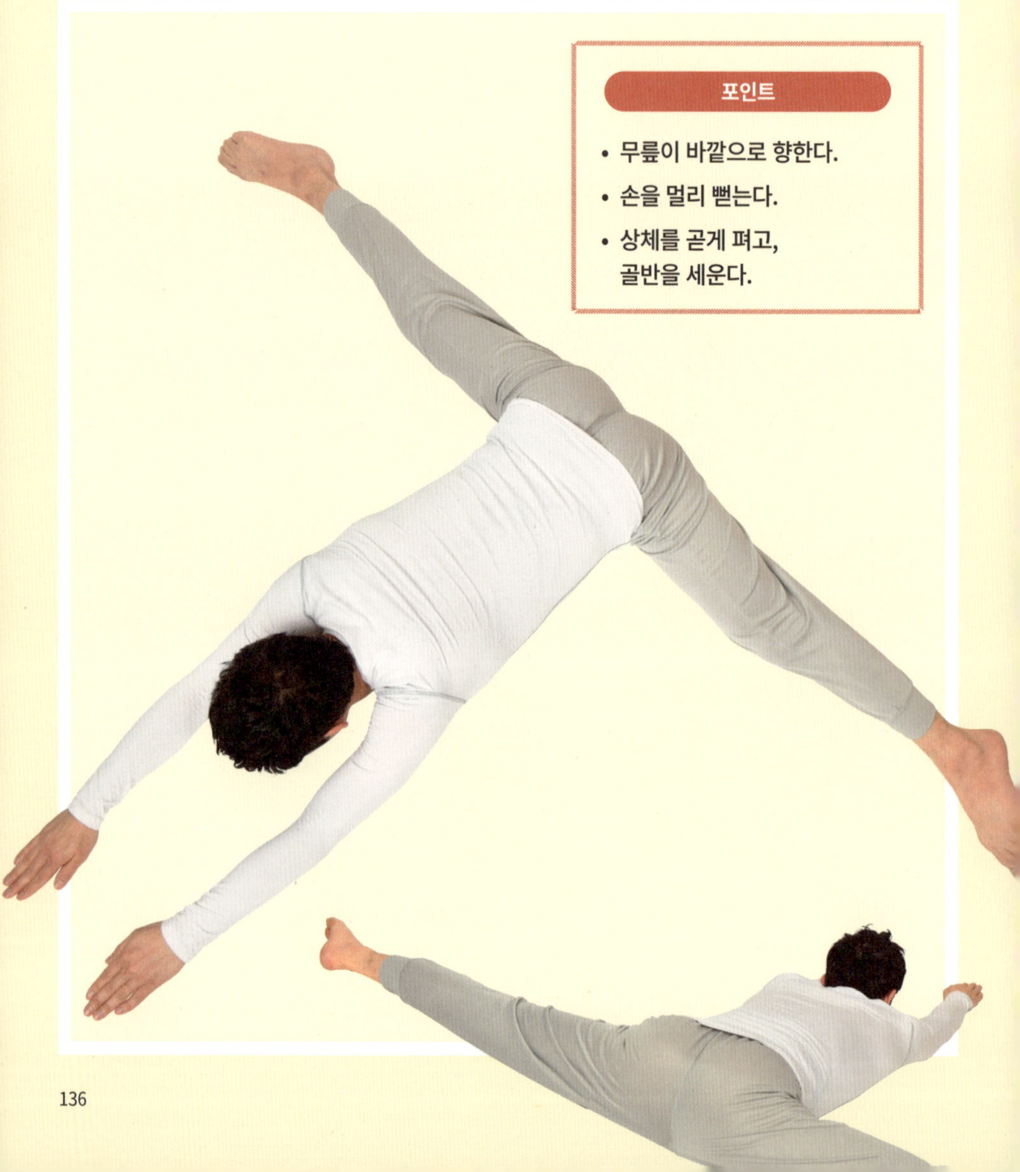

포인트
- 무릎이 바깥으로 향한다.
- 손을 멀리 뻗는다.
- 상체를 곧게 펴고, 골반을 세운다.

운동 1 | 🧠 뇌과학 접근법 | 각각 **3**회반복

1
발바닥을 몸 앞에서 맞붙이고, 팔을 사선 위로 뻗습니다.

2
상체 힘을 뺍니다.

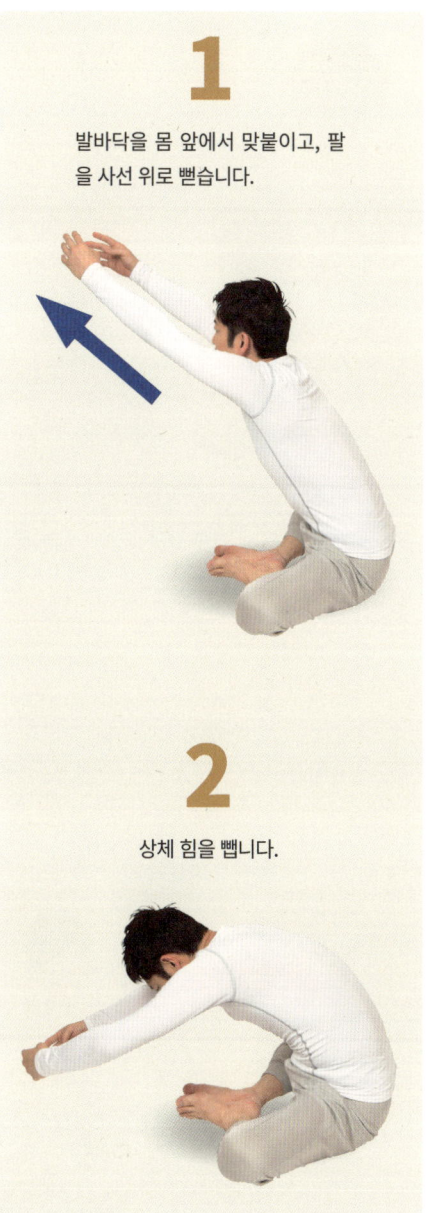

1
상체를 팔로 지지하며 모음근 그룹에 힘을 줍니다 (다리를 모으듯).

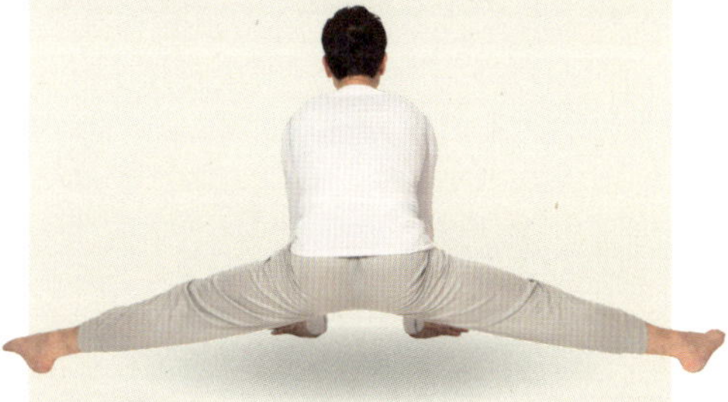

2
상체 힘을 뺍니다. (참고: 109쪽)

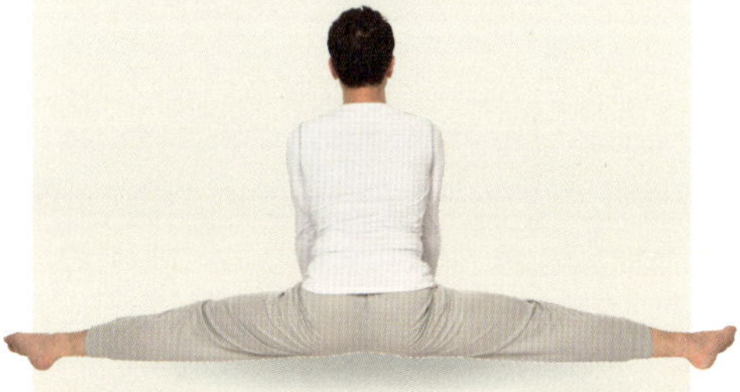

DOWN

바닥에 손을 짚고 실시하기가 어렵다면 상체가 안정되도록 의자나 요가 블록 등을 활용해 상체를 지지합니다.

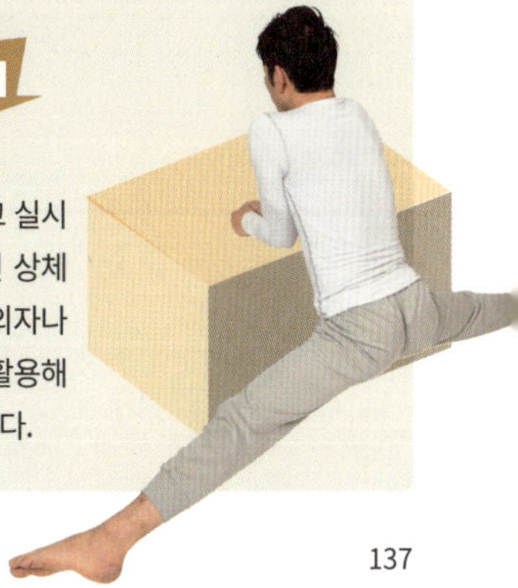

| 운동 2 | 근막 접근법 | 좌우 각각 **30**초 |

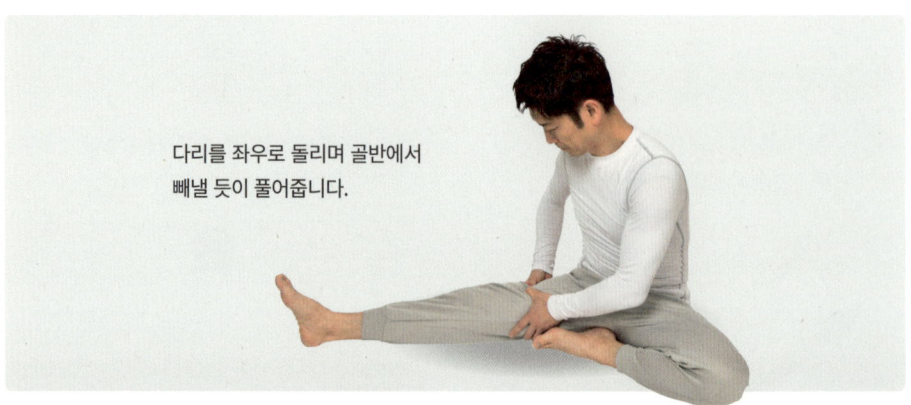

다리를 좌우로 돌리며 골반에서 빼낼 듯이 풀어줍니다.

허벅지 안쪽

허벅지 안쪽을 풀어줍니다.

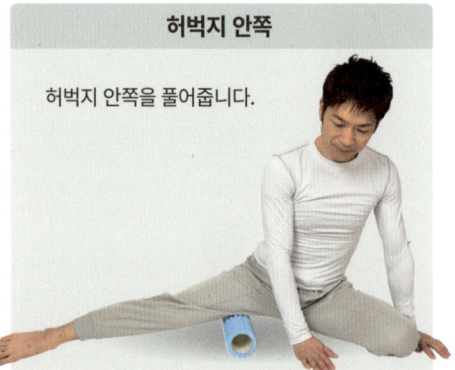

발바닥

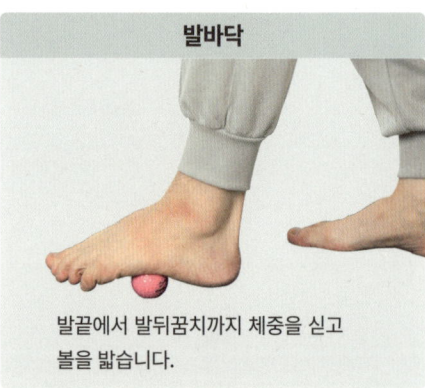

발끝에서 발뒤꿈치까지 체중을 싣고 볼을 밟습니다.

엉덩이

엉덩이에 우묵하게 들어간 곳, 힙딥 부근을 집중적으로 풀어줍니다.

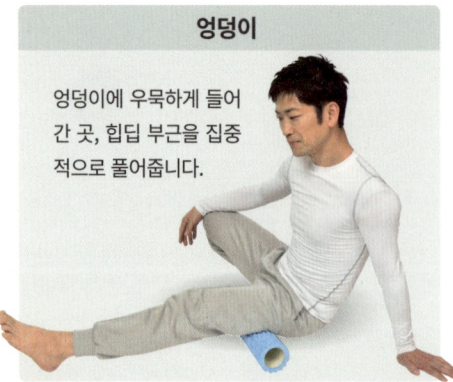

허벅지 바깥쪽

허벅지 바깥쪽을 풀어줍니다.

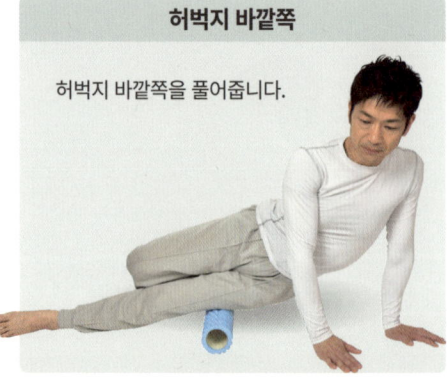

필요에 따라서 다른 부위도 풀어줍니다.

운동 1, 2를 마친 후 옆으로 다리 찢기 자세를 30초 유지하며 성과를 확인합니다.

체크 항목
- ☐ 다리가 얼마나 벌어지는가?
- ☐ 몸을 앞으로 숙일 때 팔꿈치, 머리, 턱, 가슴 중 어느 부위가 바닥에 닿는가?
- ☐ 가동범위는 어디까지인가?

가동범위를 스스로 느껴보고, 그 부위를 집중적으로 풀어줍니다.

골반을 세우면 등이 늘어나 앞으로 숙이기 쉬워집니다.
엉덩이 아래에 쿠션 등을 두면 골반을 세우기 쉬워집니다.

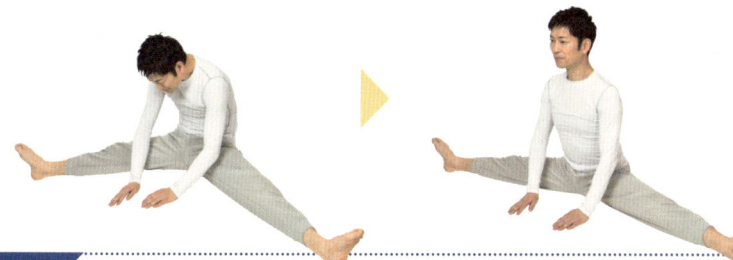

NG 골반을 앞으로 기울이지 못할 경우, 본래 각각 움직여야 할 등과 골반이 굳어진 상태로 봐야 합니다. 24쪽부터 소개한 준비 운동으로 골반의 가동범위를 되찾아봅시다.

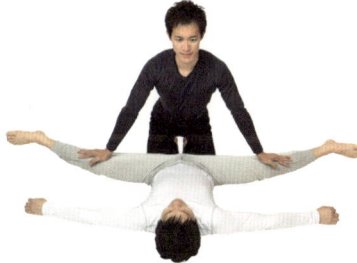

파트너는 다리를 누르며 벌리는 반면,
당사자는 저항했다가 힘을 뺍니다.

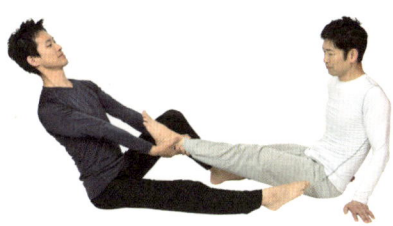

파트너는 다리를 빼낼 듯이 당깁니다.

Y자 균형

난이도 ★★★☆☆

옆으로 다리 찢기 자세를 선 채로 실시하며 몸 옆면을 늘이는 동작입니다. 올린 다리의 뒤쪽 전체(발가락에서부터 큰볼기근까지)와 바닥에 디딘 다리 부위의 몸 옆면 전체가 늘어납니다. 특히 모음근의 유연성이 필요합니다.

- **목표** 발끝을 잡고 10초간 유지할 수 있다.
- **상급 목표** 바닥에 디딘 다리와 같은 쪽에 있는 손으로 반대쪽 다리의 발을 잡을 수 있다(I자 균형).

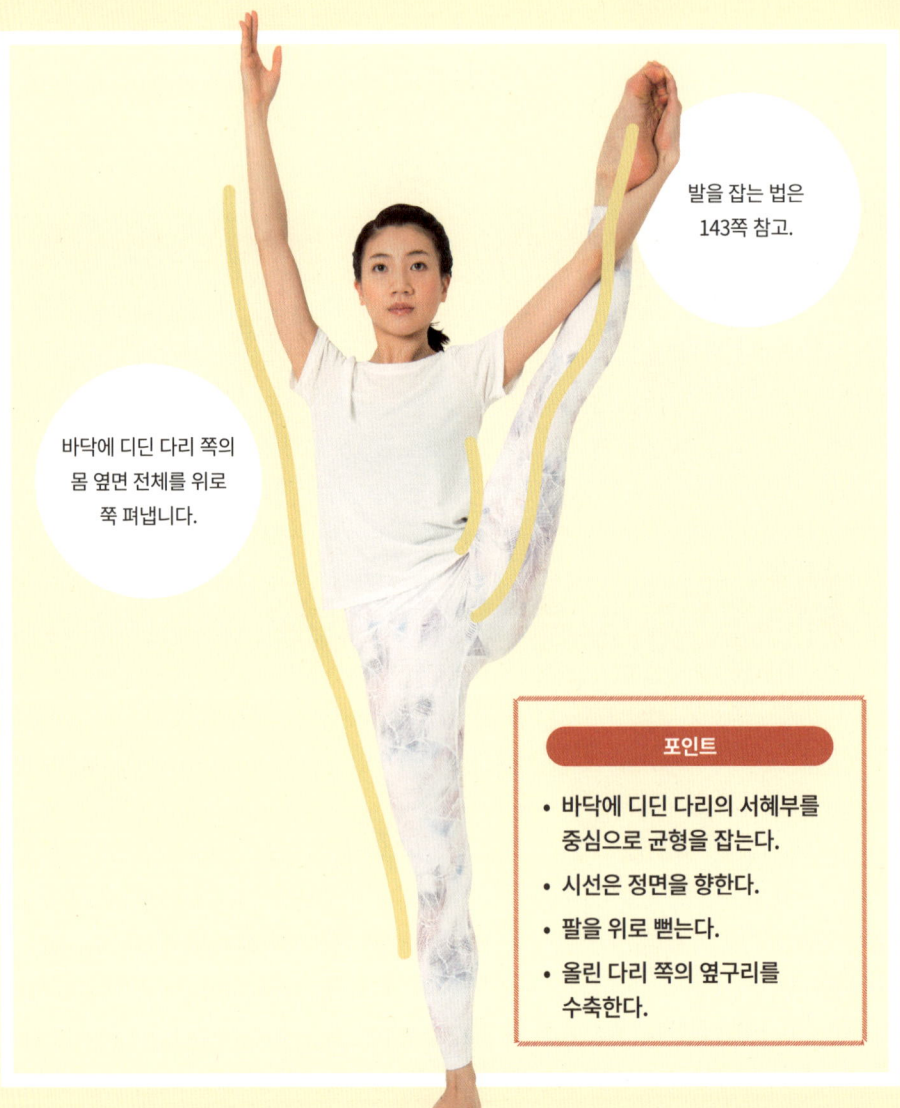

발을 잡는 법은 143쪽 참고.

바닥에 디딘 다리 쪽의 몸 옆면 전체를 위로 쭉 펴냅니다.

포인트

- 바닥에 디딘 다리의 서혜부를 중심으로 균형을 잡는다.
- 시선은 정면을 향한다.
- 팔을 위로 뻗는다.
- 올린 다리 쪽의 옆구리를 수축한다.

운동 1 뇌과학 접근법

좌우 모두 **3**회 반복

참고: 70쪽

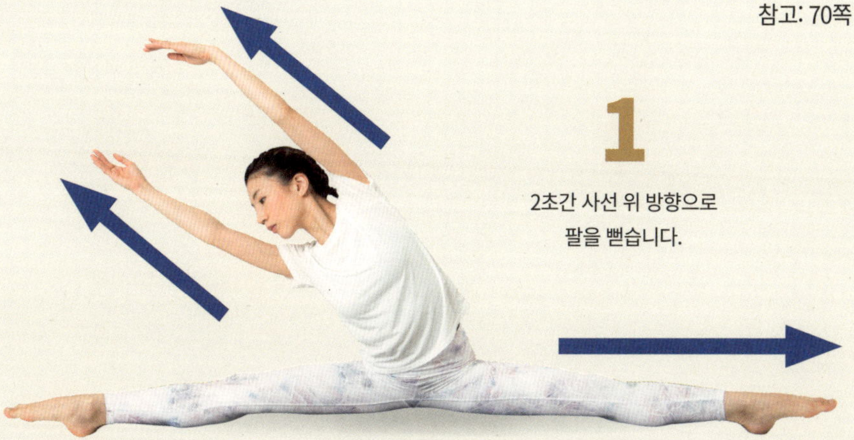

1 2초간 사선 위 방향으로 팔을 뻗습니다.

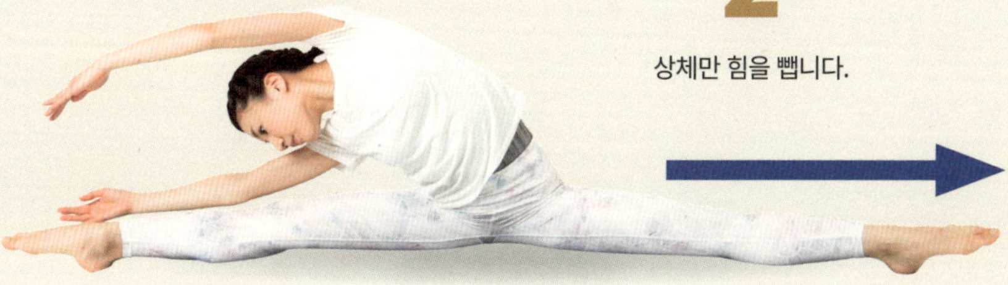

2 상체만 힘을 뺍니다.

손으로 발을 당기고, 발로는 저항합니다. 사진은 양손을 사용하고 있으나 어렵다면 한쪽 손으로 실시합니다.

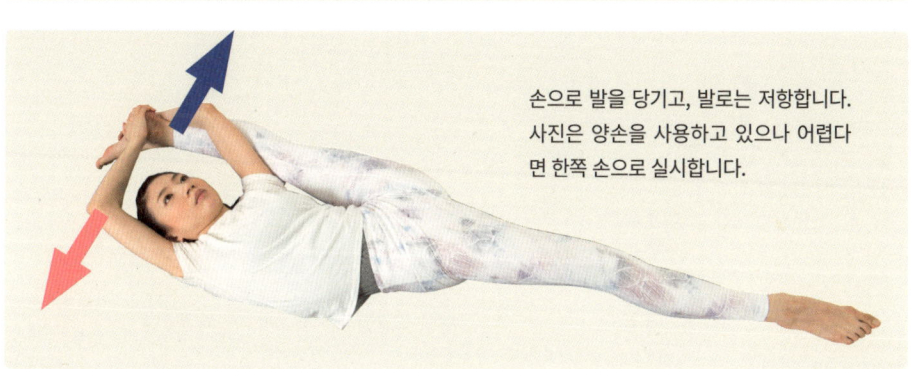

운동 2　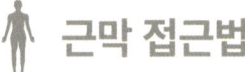　근막 접근법　각각 **30**초

허벅지 안쪽(좌우)
허벅지 안쪽에 체중을 실어 눌러줍니다.

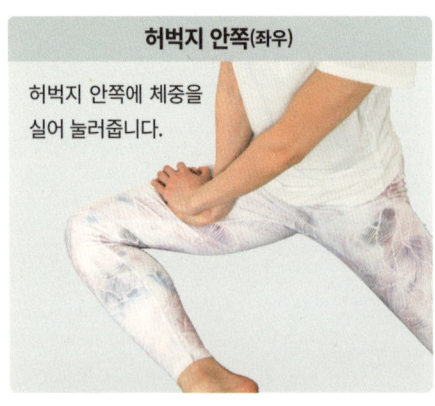

위로 올릴 다리의 종아리
다른 쪽 발로 위에서 누르며 실시하면 더 효과적입니다.

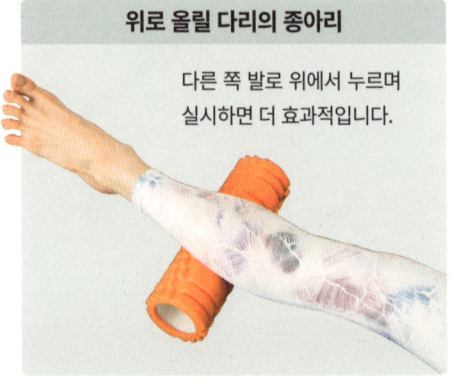

큰볼기근(좌우)
엉덩이에 우묵하게 들어간 곳, 힙딥 부근을 집중적으로 풀어줍니다.

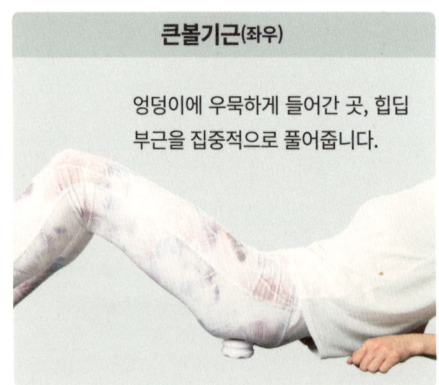

엉덩관절(좌우)
다리를 빼낼 듯이 흔들어줍니다.

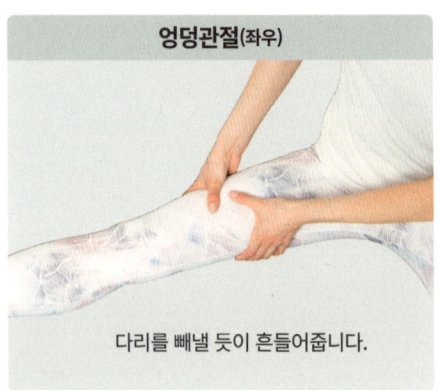

바닥에 디딜 다리의 몸 옆면 부위

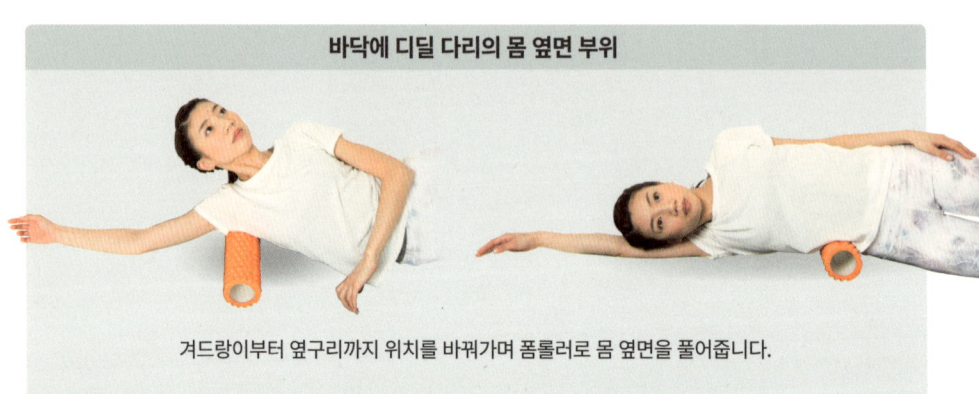

겨드랑이부터 옆구리까지 위치를 바꿔가며 폼롤러로 몸 옆면을 풀어줍니다.

필요에 따라서 다른 부위도 풀어줍니다.

운동 1, 2를 마치면 누워서 Y자 균형 자세를 30초 유지. 그 후 일어서서 성과를 확인해봅니다.

체크 항목
☐ **다리가 어디까지 올라가는가?**
　(어깨 부위까지 다리가 올라가지 않으면 설 수 없습니다)
☐ **가동범위는 어디까지인가?**

가동범위를 스스로 느껴보고, 그 부위를 집중적으로 풀어줍니다.
또 좌우 번갈아 실시합니다.

효과적인 운동

올린 다리를 반대편 손으로 잡습니다(이 자세로 서면 일명 I자 균형 자세가 됩니다).

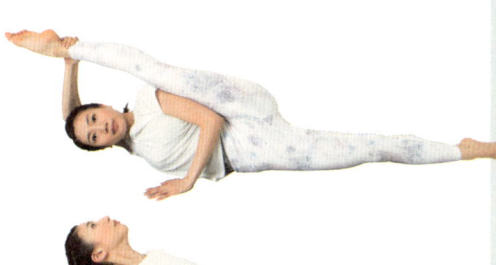

다리 찢기 자세를 취한 상태에서 상체를 비틀어 가슴이 위를 향하도록 몸을 젖혀봅니다.

―― **올린 발을 잡는 법** ――

초급 잡기 쉽습니다.　**중급** 아름답게 보입니다.　**상급** 발끝까지 늘어납니다.

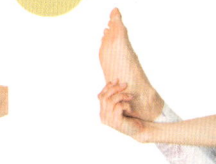
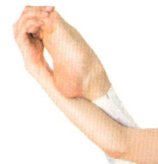

난이도 ★★★★☆

앞뒤로 다리 찢기

다리를 앞으로 올리는 동작과 뒤로 올리는 동작이 섞여 있습니다. 앞쪽 다리의 뒷면 전체와 뒤쪽 다리의 앞면 전체가 늘어납니다. 옆으로 다리 찢기 자세보다 관절과 근육의 유연성이 더 많이 필요합니다.

목표 상체가 앞으로 기운 자세에서 다리를 찢을 수 있다.
상급 목표 상체를 똑바로 세운 상태에서 다리를 찢을 수 있다.

포인트
- 뒤쪽 다리의 허벅지 앞면을 확실히 풀어준다.
- 앞쪽 다리의 허벅지 뒷면과 종아리를 풀어준다.

운동 1 뇌과학 접근법 　각각 **3**회 반복

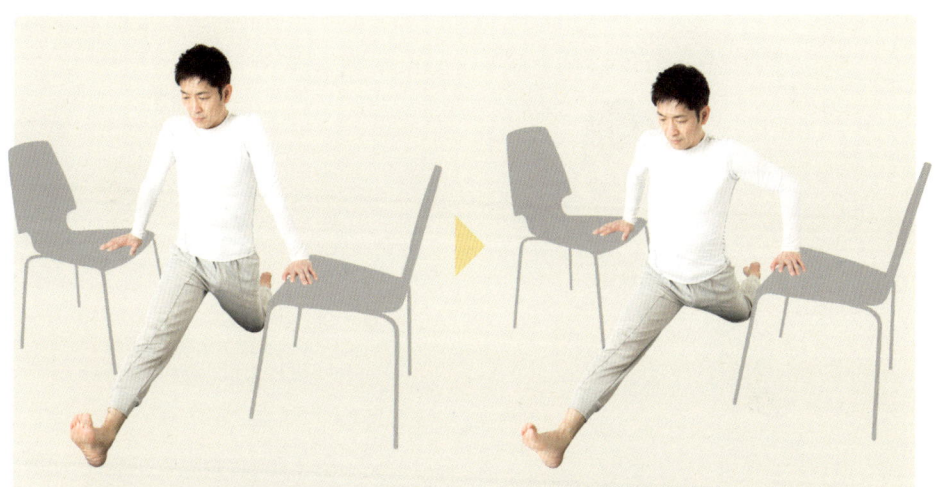

뒤쪽 다리의 무릎을 바닥에 대고, 앞쪽 다리의 허벅지 뒷면에서 엉덩이까지 이어진 근육으로 몸을 끌어올려 2초간 유지합니다(상체가 올라갑니다). 단번에 숨을 내쉬며 힘을 뺍니다. (참고: 93쪽)

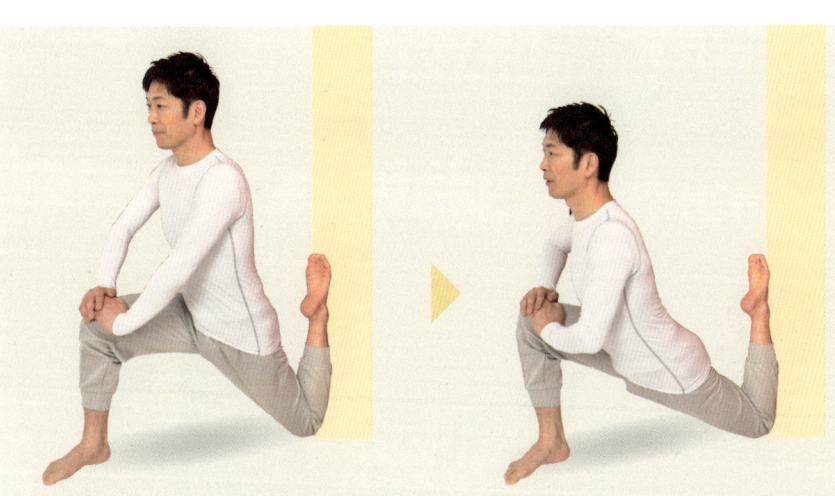

뒤쪽 다리의 발등으로 벽을 2초간 누릅니다(뒤쪽 허벅지 앞면이 긴장하고, 상체가 세워집니다). 단번에 숨을 내쉬며 힘을 뺍니다. (참고: 86쪽)

운동 2 근막 접근법 각각 30초

앞쪽 다리의 뒷면, 뒤쪽 다리의 앞면을 집중적으로 풀어줍니다.

앞쪽 다리의 종아리
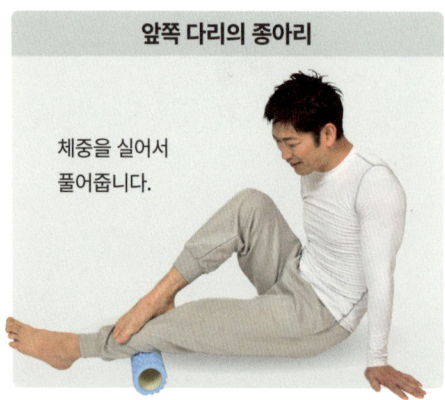
체중을 실어서 풀어줍니다.

앞쪽 다리의 뒷면
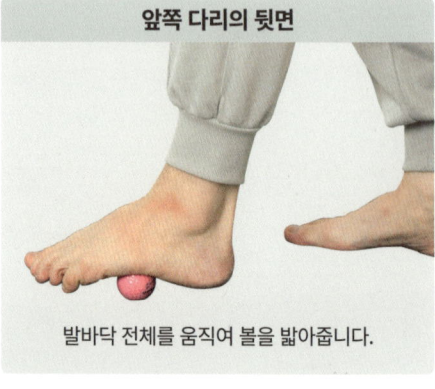
발바닥 전체를 움직여 볼을 밟아줍니다.

앞쪽 다리의 엉덩이
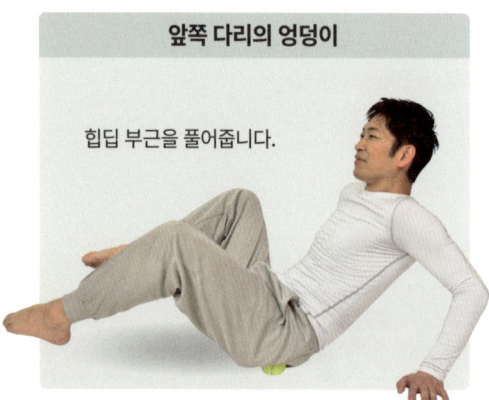
힙딥 부근을 풀어줍니다.

앞쪽 다리의 허벅지 뒷면
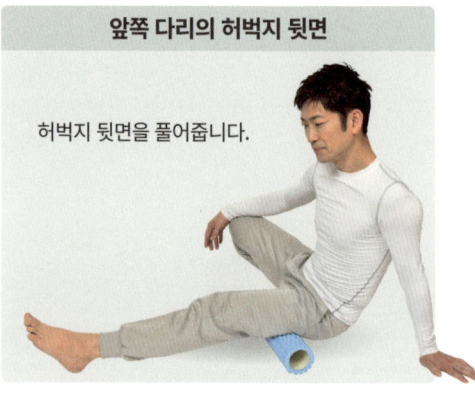
허벅지 뒷면을 풀어줍니다.

뒤쪽 다리의 정강이
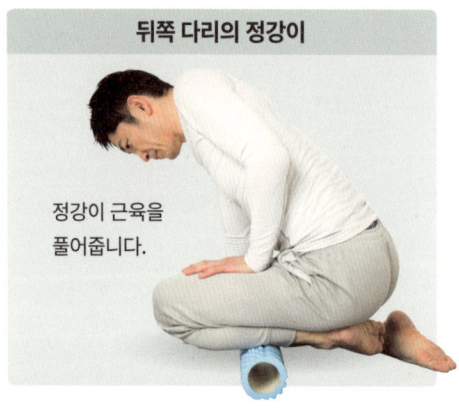
정강이 근육을 풀어줍니다.

뒤쪽 다리의 허벅지 앞면
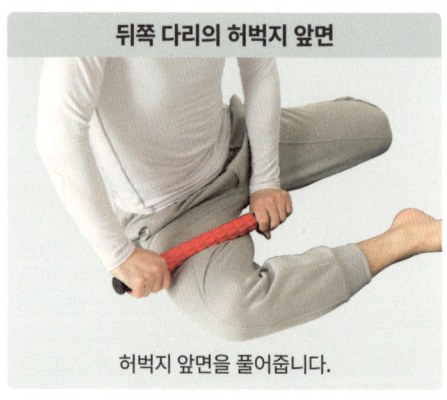
허벅지 앞면을 풀어줍니다.

필요에 따라서 다른 부위도 풀어줍니다.

운동 1, 2를 마치면 앞뒤로 다리 찢기 자세를 30초 유지하며 성과를 확인해봅니다.

체크 항목
- ☐ 엉덩관절과 바닥이 어느 정도 가까워졌는가?
- ☐ 배꼽은 앞을 향하고 있는가?
- ☐ 가동범위는 어디까지인가?

가동범위를 스스로 느껴보고, 그 부위를 집중적으로 풀어줍니다.

또 좌우 번갈아 실시합니다.

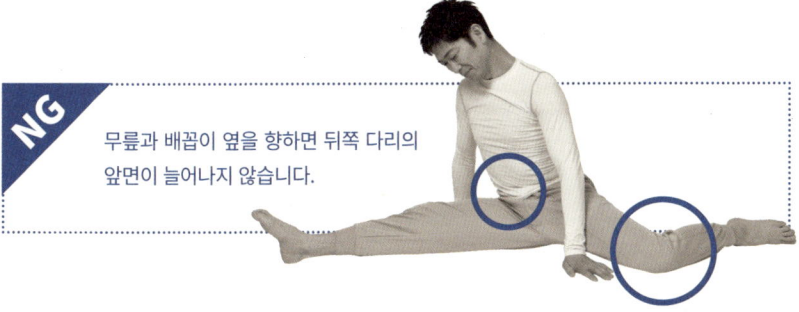

NG 무릎과 배꼽이 옆을 향하면 뒤쪽 다리의 앞면이 늘어나지 않습니다.

효과적인 운동 앞뒤로 다리 찢기 자세를 하면서 상체를 좌우로 기울여봅니다.

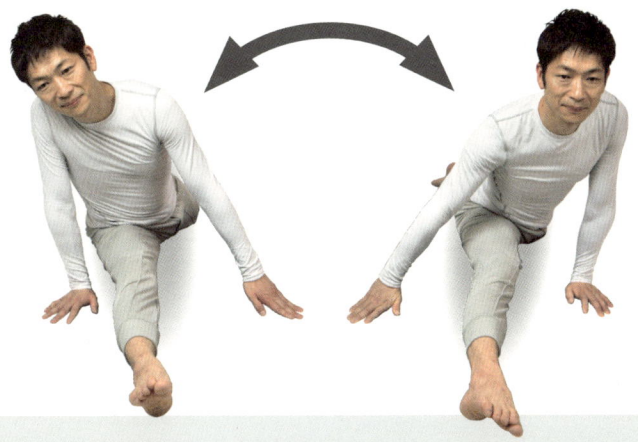

비둘기 자세

난이도 ★★★★★

몸의 앞면 전체(팔, 어깨~엉덩허리근~발끝)를 풀어주고, 스트레칭해야 합니다. 또 허리와 등의 유연성도 중요합니다.

목표 머리 뒤에서 손을 맞잡을 수 있다.
상급 목표 정면을 똑바로 볼 수 있다.

포인트
- 뒤쪽 다리의 허벅지 앞면을 풀어준다.
- 가슴을 연다.
- 턱을 당긴다.

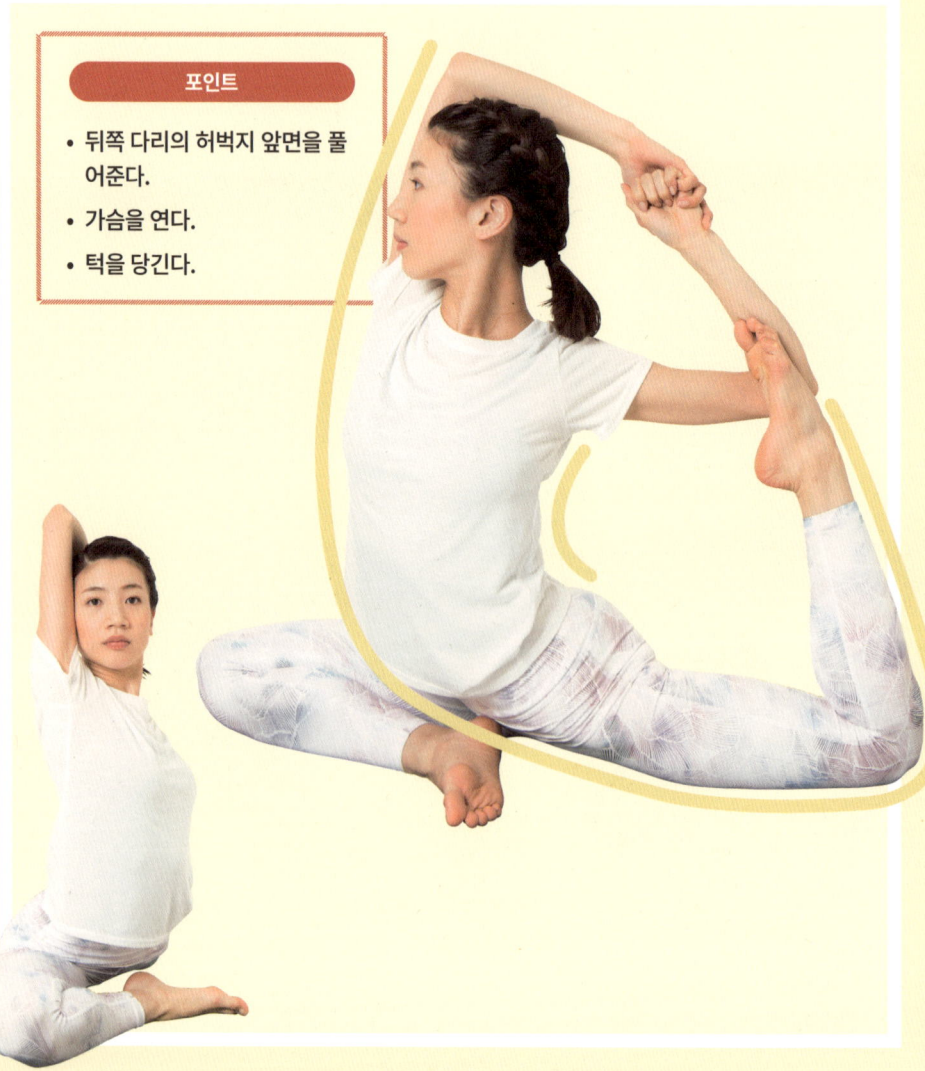

요가에서 유명한 자세입니다. 몸 전체의 유연성이 필요합니다. 여기까지 열심히 연습해왔다면 자신에게 필요한 운동을 스스로 생각할 수 있겠죠. 이제부터 비둘기 자세의 연습 방법을 소개합니다.

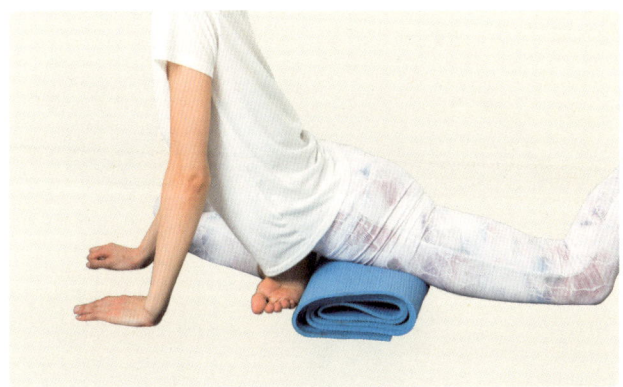

앞쪽 다리의 무릎을 접습니다. 뒤쪽 다리의 무릎은 아래를 향하도록 둔 상태에서 허벅지 앞면을 펴줍니다. 자세가 불안정하다면 엉덩관절 아래에 둥글게 만 타월이나 요가 블록을 둡니다. 안정적인 자세를 취할 수 있습니다.

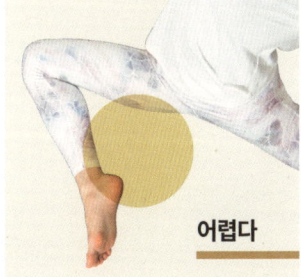
어렵다

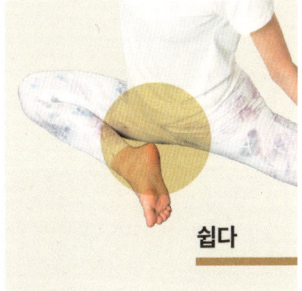
쉽다

앞쪽 다리의 위치로 난이도가 달라집니다. 발뒤꿈치와 엉덩관절이 멀어질수록 뒤쪽 다리의 허벅지 앞면에 실리는 부하가 커집니다. 그래서 유연성이 더 필요합니다.

NG

뒤쪽 다리의 무릎이 옆을 향하고 있습니다. 뒤쪽 다리의 허벅지 앞면이 제대로 펴지지 않았기 때문입니다. 82쪽 이후에 나오는 하반신 스트레칭을 한 차례 실시합니다.

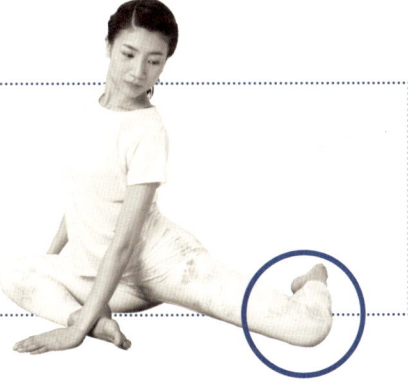

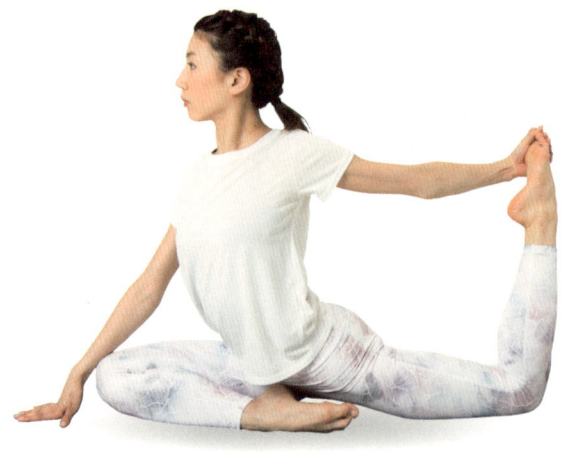

1

뒤쪽 다리의 무릎을 접고 손으로 발 끝을 잡습니다. 이 자세가 어렵다면 앞뒤로 다리 찢기 자세(144~147쪽)부터 연습하는 편이 빠릅니다.

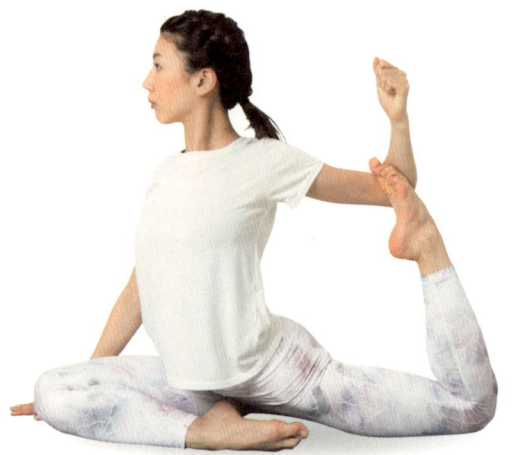

2

팔꿈치 안쪽에 발을 겁니다.

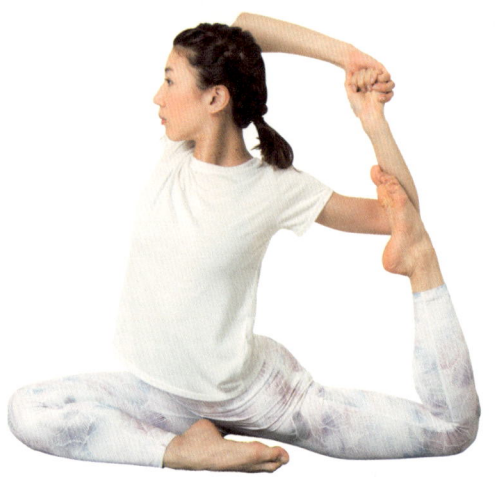

3

머리 뒤에서 손을 깍지 끼면 완성!

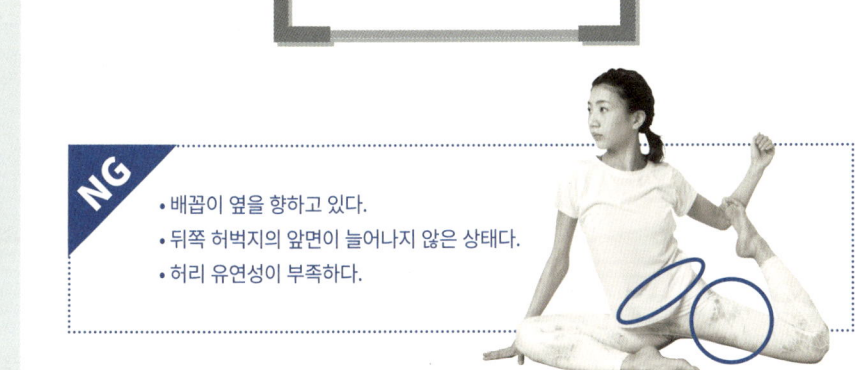

NG
- 배꼽이 옆을 향하고 있다.
- 뒤쪽 허벅지의 앞면이 늘어나지 않은 상태다.
- 허리 유연성이 부족하다.

허리 유연성을 높이는 운동

숨을 크게 마시며 상체를 곧게 세운 상태에서 2초간 유지합니다. 숨을 내쉬며 힘을 빼는 동시에 치골을 아래로 누릅니다. 허리에 부담을 주지 않는 범위에서 상체는 계속 곧게 세웁니다(머리를 위로 당기듯이).

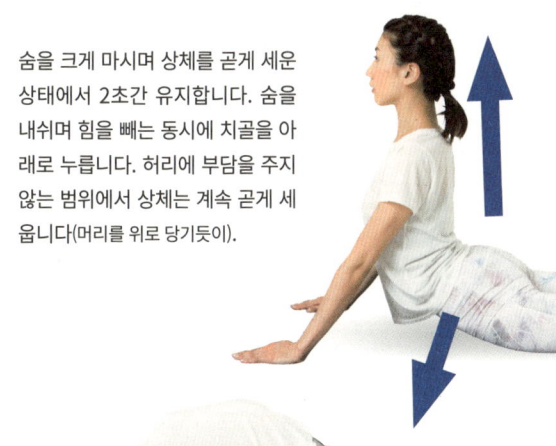

사진의 자세에서 살짝 상체를 일으켰다가(2초간) 단번에 힘을 뺍니다. 가벼운 물건을 손으로 쥐어 부하를 주면 더욱 효과가 좋습니다. 부하의 강도는 각자의 레벨에 맞춰 변경합니다.

난이도 ★★★★★ ★★★★★

비엘만 자세

팔부터 발끝까지 전신 스트레칭을 최대한으로 해야 합니다. 온몸을 구석구석 풀어주는 것은 물론 각 관절이 안정적으로 움직이게 도와줄 근력도 필요합니다.

목표 앞뒤로 다리 찢기 자세를 취한 상태에서 상체를 뒤로 젖힐 수 있다.
상급 목표 들어올린 다리를 두 팔로 잡을 수 있다.

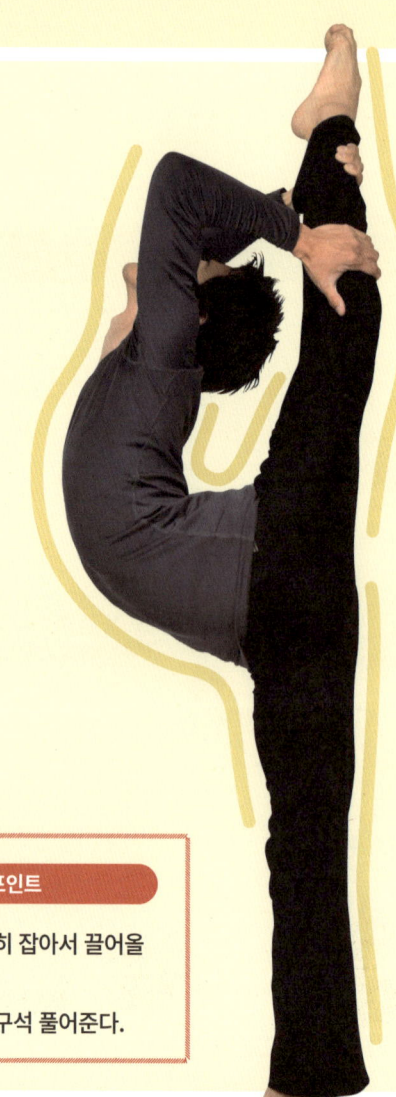

포인트

- 다리를 확실히 잡아서 끌어올린다.
- 온몸을 구석구석 풀어준다.

피겨 스케이트 경기에서 흔히 볼 수 있는 자세입니다. 치어리딩 분야에서는 '스콜피온'이라고도 합니다. 비둘기 자세를 할 수 있게 된 후에 도전해야 할 최고의 고난도 자세입니다.

앞에서 소개한 비둘기 자세의 상급 목표를 달성한 후에 연습해봅니다. 비둘기 자세에 비해 더욱 강도 높게 어깨, 등을 스트레칭해야 합니다. 상체가 정면을 향하게 두고, 두 팔을 위에서 돌려 발을 잡습니다. 머리가 발바닥에 닿는 자세가 목표입니다. 여기서는 순서에 맞춰 연습 방법을 안내하겠습니다.

STEP 1

1

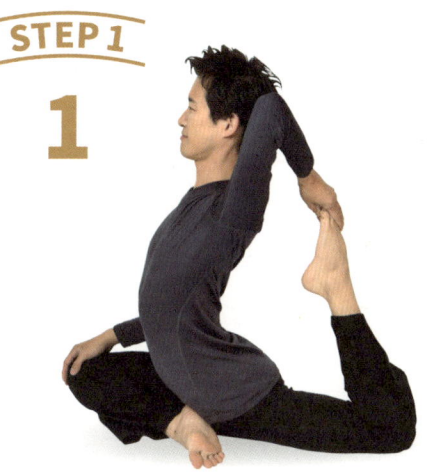

뒤쪽 다리와 같은 쪽의 팔을 위에서 돌립니다(팔을 위로 올렸다가 안쪽으로 돌립니다). 손으로 발을 잡을 수 없다면 고무 밴드 등을 사용합니다.

2

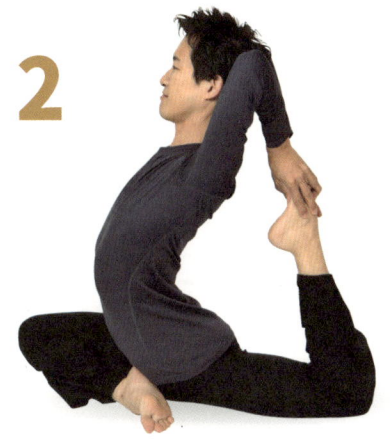

다른 쪽 팔도 위에서 돌려서(팔도 위로 올렸다가 안쪽으로 돌려서) 발을 잡습니다.

3

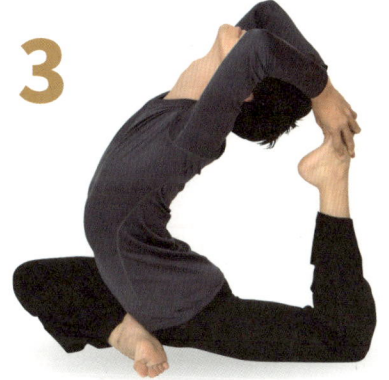

발바닥과 머리가 가까워지면 비둘기 자세가 완성됩니다.

4

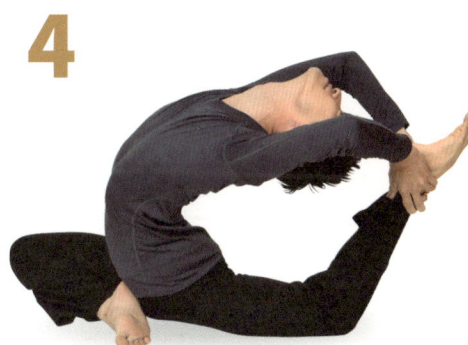

가능하다면 발목을 잡고, 뒤쪽 다리의 무릎을 조금씩 폅니다.

STEP 2

다음 단계로 바닥에서 비엘만 자세를 해봅니다.
파트너가 있다면 상체가 중심을 잃지 않게끔 등허리를 붙들도록 합니다.

1

앞뒤로 다리를 벌린 자세에서 뒤쪽 다리의 무릎을 구부려 한쪽 손으로 위에서 발가락을 잡습니다(불안정한 자세이니 나머지 손으로 바닥을 짚어 몸을 지지합니다).

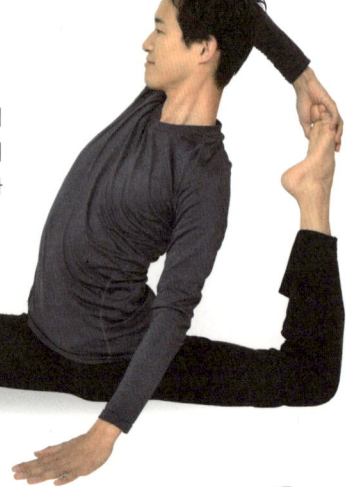

2

발목을 붙잡고, 무릎을 폅니다.

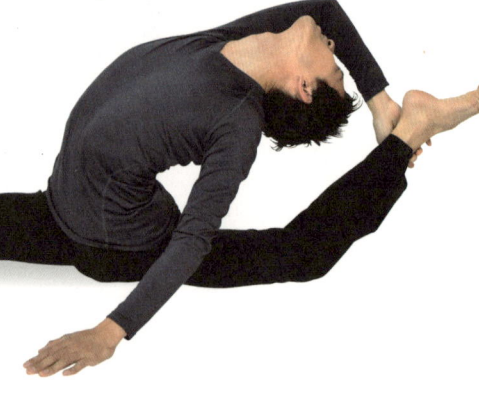

3

붙잡은 손이 무릎과 점차 가까워지도록 하는 동시에 무릎을 더욱 폅니다.

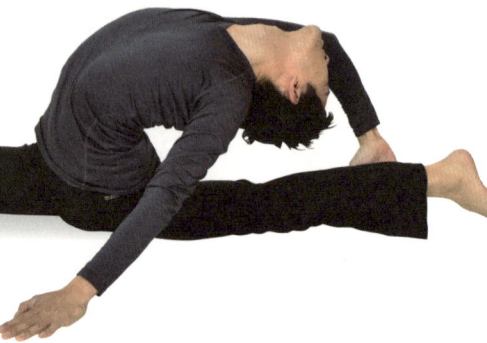

> 이제는 서서 연습해봅시다

1 올린 다리와 같은 쪽 손으로 발을 잡습니다(이렇게 잡으면 편하지만 다리를 높이 올리지는 못합니다).

2 올린 다리와 같은 쪽에 있는 팔을 위에서 돌려 발을 잡습니다(이렇게 잡는 방법으로 다리를 높게 올리는 연습을 합니다).

3 올린 다리와 반대쪽 손으로 발가락 끝을 잡습니다. 발이 몸 뒷면의 중앙에 옵니다.

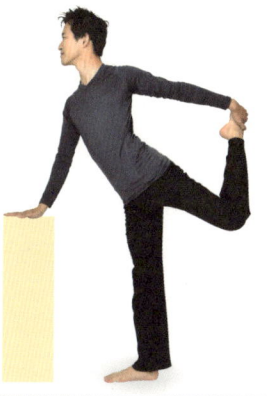 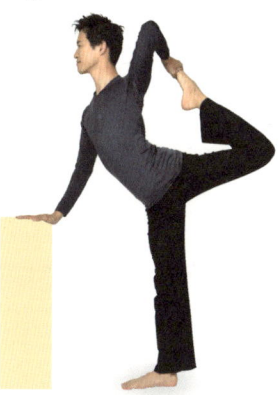 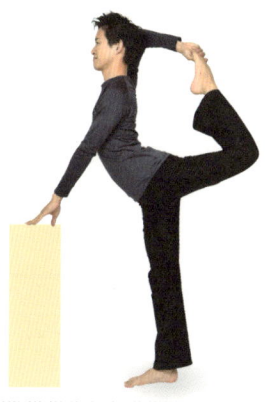

4 양손으로 발끝을 잡으면 자세가 완성됩니다.

5 잡는 위치를 발끝에서 무릎 가까이 옮기며 무릎을 펴나갑니다.

6 무릎이 펴질수록 자세가 아름다워집니다.

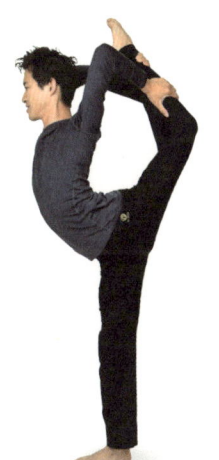 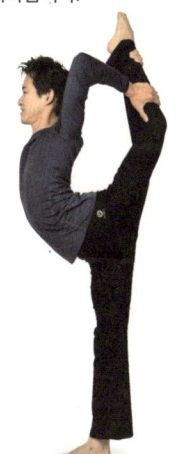 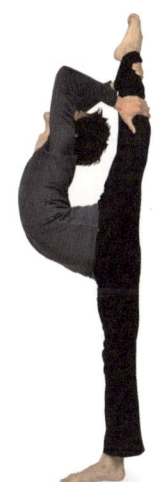

칼럼 2

자주 받는 세 가지 질문

 **스트레칭을 하면 살이 빠질까요?**

A 스트레칭 자체에 살이 빠지는 효과는 없습니다. '근육의 유연성과 기초대사량은 서로 상관관계가 없다'고 알려져 있습니다.

다만 직접적으로 살이 빠지는 효과는 없어도 스트레칭을 통해 각 관절의 가동 범위가 늘어나면 움직이기 수월해지고, 동작도 커집니다. 그 결과 딱히 의식하지 않아도 평상시 운동량이 많아지고 대사가 증가합니다. 그래서 부차적으로 살이 빠지는 효과를 기대할 수 있습니다.

또 이 책의 뇌과학 접근법은 근육 트레이닝의 요소를 포함합니다(PNF 트레이닝이라는 방법은 널리 보급되는 중입니다). 이 책의 목적은 스트레칭입니다. 힘을 주는 시간은 2초밖에 되지 않아 적극적으로 근육을 키우지는 못해도 근력 강화에는 다소 효과가 있답니다. 그래서 기초대사량을 높이고, 살이 빠지는 효과도 보게 된다고 말할 수 있습니다.

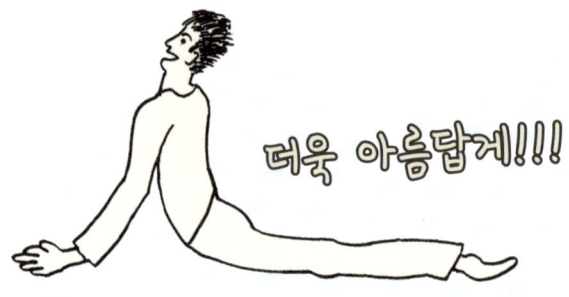

스트레칭은 운동 전과 후 둘 중 언제 하는 편이 효과적일까요?

A 운동 전후의 스트레칭은 각각 목적이 다릅니다. 운동 전 스트레칭은 부상 방지와 수행 능력 향상을 위해, 운동 후 스트레칭은 피로 해소와 유연성 향상을 위해 실시합니다. 이 책의 독자 분들은 유연성 향상에 관심이 많을 텐데요, 그렇다면 운동 후에 스트레칭을 집중적으로 실시해보길 바랍니다.

운동 전에는 공들여 스트레칭을 하는 반면, 운동 후에는 거의 하지 않는다면 이는 너무 안타까운 일입니다.

운동 전에는 몸을 풀어주고 따뜻하게 해주는 다이내믹 스트레칭을 짧게 실시하고, 운동 후 몸이 따뜻해진 상태에서는 유연성을 높이기 위한 탑기어 스트레칭을 제대로 실시해보시기 바랍니다. 이처럼 운동 전후에 필요한 스트레칭에 시간을 할애한다면 유연성 향상에 큰 변화가 생깁니다.

정적 스트레칭을 오래 하면 할수록 좋을까요?

A 같은 자세를 오래 유지해도 효과에는 큰 차이가 없습니다. 최대한 머물 수 있는 지점에서 천천히 호흡을 하면서 정적 스트레칭 자세를 30초 정도 유지하면 골지힘줄기관의 작용으로 근육이 이완되고 유연성이 좋아집니다.

다만 골지힘줄기관으로 인한 유연성 향상은 대체로 30초가 지나면 그 이상 오래 해도 효과에는 차이가 없다고 알려져 있습니다. 한 번에 길게 실시하는 대신 30초씩 여러 차례 나눠서 실시하는 편이 효과적입니다.

이를테면 다리 찢기 자세를 할 때 180초 동안 1세트를 유지하기보다는 '12초 뇌과학 접근법+30초 근막 이완법+30초간 유지(자세를 변경하는 시간을 포함해 총 90초)'를 2세트 실시하는 쪽을 권장합니다.

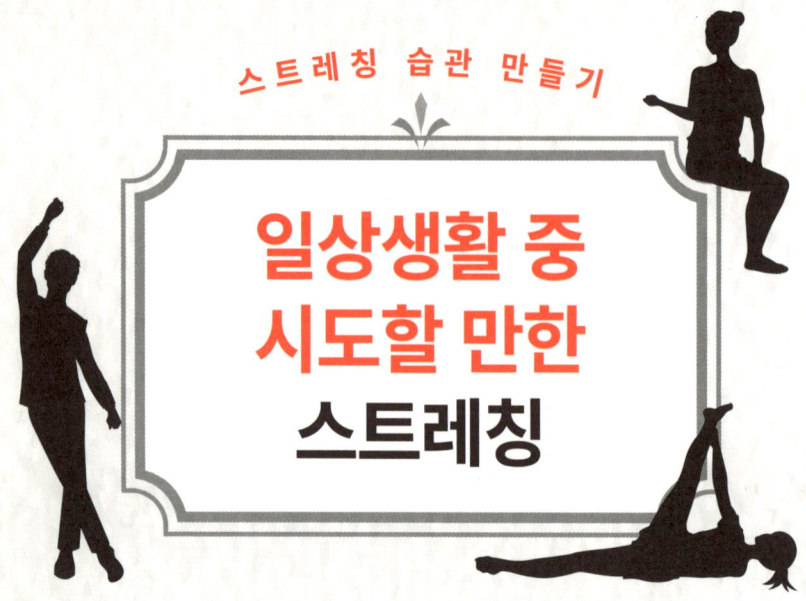

일상생활 중 시도할 만한 스트레칭

스트레칭 습관 만들기

양치질을 하지 않고 잠드는 일은 어쩐지 찜찜하게 느껴지죠.

마찬가지로 '스트레칭을 하지 않고 잠들면 기분이 이상하다'고 느껴질 정도로 스트레칭을 습관화해봅시다.

가끔 '매일 열심히 스트레칭을 하고 있어요'라고 연락을 주는 분이 있습니다. 고마운 일이고, 꾸준히 한다는 것은 칭찬받아 마땅한 일입니다.

그런데 여러분은 '매일 열심히 양치질을 하고 있다'라고 생각하진 않죠. '열심히 한다'는 말에는 '참고 노력한다'는 의미도 들어 있습니다.

그러니 그저 매일 시도하는 데 의의를 두기보다는 노력하지 않아도 이미 습관으로 자리 잡아 무의식적으로 몸을 움직이는 상태가 되도록 만들어봅시다. 어쩌다 보니 무심코 영상을 계속 보게 될 때처럼 나도 모르게 어느새 스트레칭을 하고 있는 자신과 마주할 날이 오면 좋겠습니다.

새로운 습관이 자리 잡을 때까지는 열심히 지속할 필요가 있습니다.

그렇지만 매일 시간을 제대로 확보해서 스트레칭을 하려고 하면 진입장벽만 높아질 뿐입니다. 지금까지 여러 번 경험했을 텐데요, 매일 고작 3분만이라도 새로운 행동을 지속하기란 쉬운 일이 아닙니다.

그래서 다음과 같은 방법을 추천합니다. 평소에 늘 취하는 동작에 스트레칭을 추가해봅시다. 아무렇지도 않게 매일 하던 생활 습관에 스트레칭을 추가할 수 있는 몇 가지 아이디어를 소개합니다.

예를 들어, 양치질을 하면서도 해볼 만한 스트레칭은 많이 있습니다. '목을 옆으로 기울이며 목 옆면 늘이기' '몸을 옆으로 기울여 몸 옆면 늘이기' '몸을 비틀어서 몸 옆면 늘이기' '상체를 뒤로 기울여서 등 젖히기' '의자에 발을 올려서 허벅지 뒤쪽 늘이기' '골프공을 발바닥으로 굴리며 마사지하기' 등입니다.

이런 식으로 평소의 습관에 추가해서 시도할 수 있는 스트레칭은 굉장히 많습니다. '옆으로 다리 찢기 자세를 하면서 텔레비전 보기' '욕조에 몸을 담그는 동안 마사지하기' '대나무 지압기 위에 올라서서 설거지하기' '화장실 변기에 앉아 있을 때 발끝을 잡고 다리 뻗기' 등입니다.

저는 밤에 다리 한쪽을 들어올려 벽에 발을 붙이고 Y자 자세로 휴식을 취합니다.

집 안에서

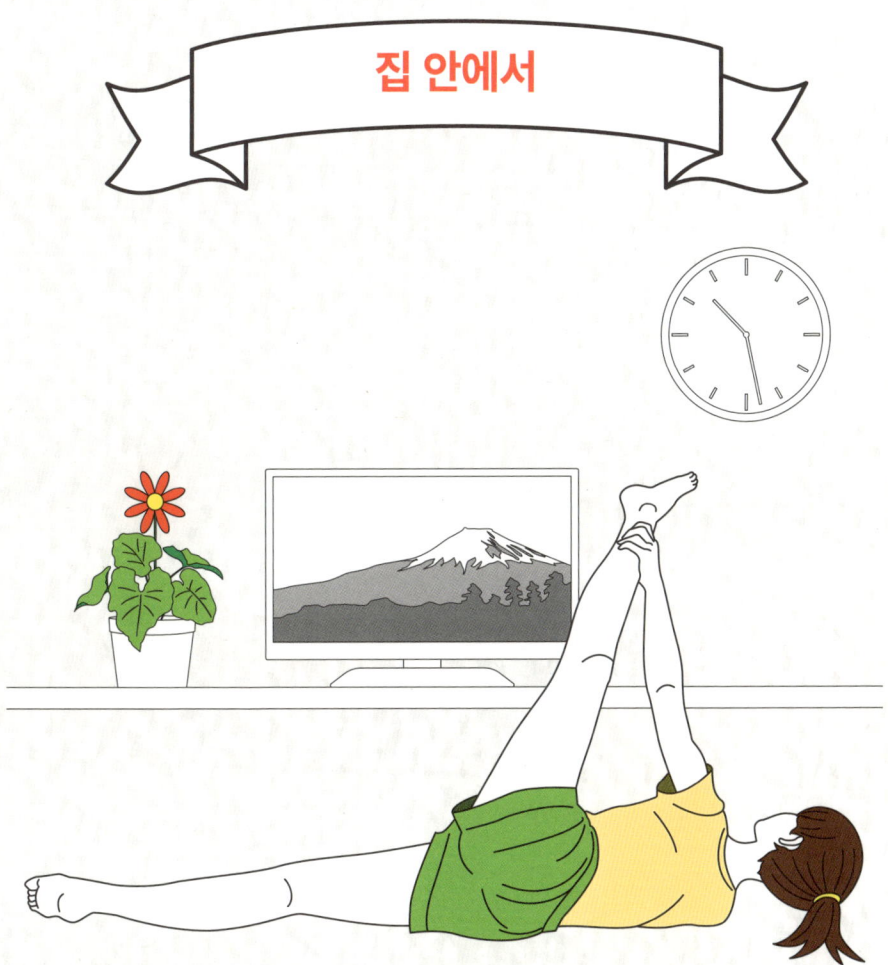

앉아 있는 시간이 길고, 주변에 사람이 많아도 눈에 띄지 않게 스트레칭을 할 수 있는 기회가 많습니다. 기분전환도 되고 집중력이 생겨 업무나 공부가 더 잘 되는 효과까지 누릴 수 있습니다.

의자에 앉아서 업무 혹은 공부 중일 때 시도할 만한 스트레칭 몇 가지를 언급해보겠습니다.

- **어깨뼈 움직이기**(넓히기, 조이기, 위아래로 움직이기 등)
- **발끝, 종아리 늘이기**
- **발끝을 위아래로 움직이기**
- **뒤돌아볼 때 상체를 비틀기**
- **한쪽 다리를 다른 쪽 다리의 무릎 위에 올린 상태에서 상체 기울이기**
- **아래팔을 풀어주기**

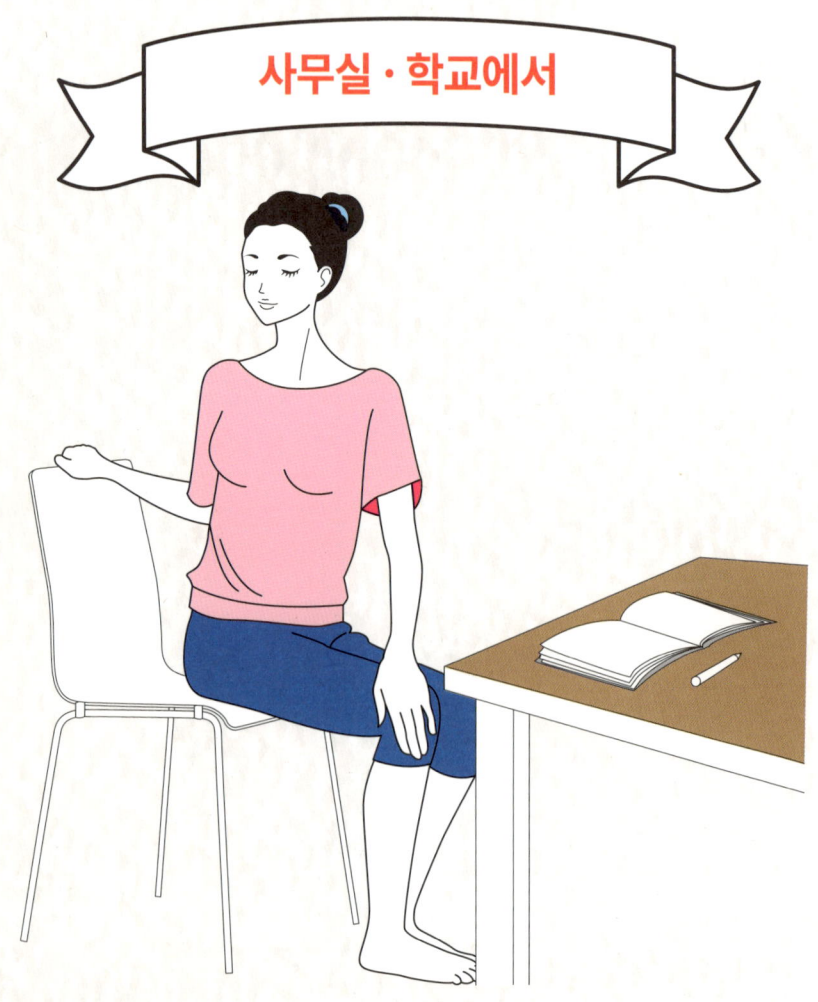

사무실·학교에서

전철이나 버스를 타고 이동 중일 때 할 수 있는 스트레칭도 있습니다. 대부분 스마트폰을 보거나 책을 읽을 텐데요, 여기에 스트레칭을 추가해봅시다.

- 손잡이를 잡고 매달리듯 몸을 맡겨봅니다. 전철이 움직이면 진행 방향의 반대편으로 몸 옆면이 쭉 늘어납니다. 이상한 사람으로 보이지 않도록 눈에 띄지 않게 시도해봅시다.
- 발끝을 올려 문 쪽에 대고 누르며 발뒤꿈치부터 종아리, 무릎 뒷면을 늘려봅니다.
- 좌석에 앉는다면, 엉덩이 밑에 볼을 놓고 엉덩이를 풀어줍니다.

또 새우등 자세로 스마트폰에 열중하지 않도록 주의합니다.

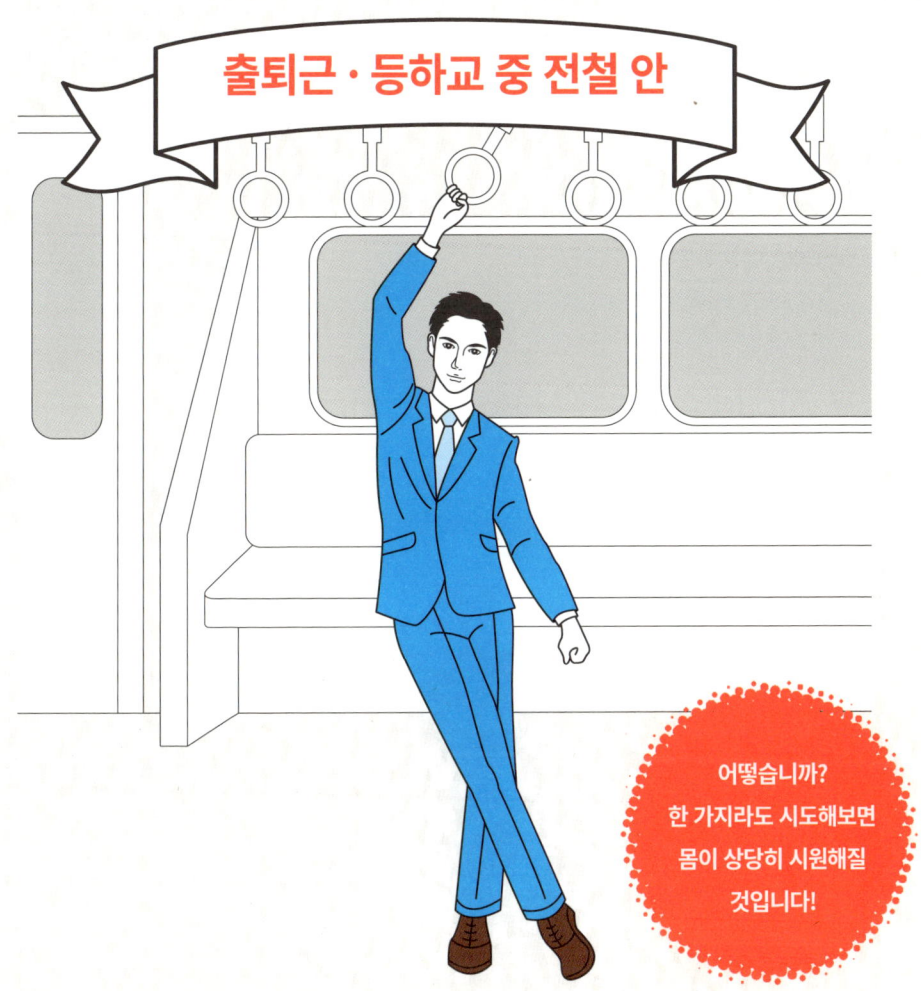

출퇴근 · 등하교 중 전철 안

어떻습니까?
한 가지라도 시도해보면
몸이 상당히 시원해질
것입니다!

나가며

스트레칭에 왕도는 없다

'학문에 왕도는 없다'라는 오래전부터 전해져 온 말이 있습니다. 사실 학문뿐만 아니라 모든 분야에 해당합니다.

마찬가지로 스트레칭에도 지름길은 없습니다. 식초를 마신다고 부드러워지는 것도 아니고, 먹기만 해도 몸이 부드러워지는 영양제도 없습니다. 매일 꾸준히 지속해야 합니다.

근육 트레이닝 혹은 다이어트에 도전했다가 좌절한 경험이 한 번쯤은 있을 텐데요, 근육 트레이닝이나 다이어트는 바로 효과를 느끼기가 어려워서 습관으로 자리 잡아 변화가 나타나기도 전에 그만두는 경우가 많습니다.

하지만 이 책에서 다룬 탑기어 스트레칭은 효과를 바로 느끼게 해줍니다. 효과가 느껴지면 즐거운 마음이 드니 꾸준히 시도해도 힘들지 않습니다. 계속하면 더욱 큰 효과가 나타나기 때문에 어느새 스트레칭이 완전히 습관으로 자리 잡을 것입니다.

스트레칭에 임하는 목적은 사람마다 다르겠

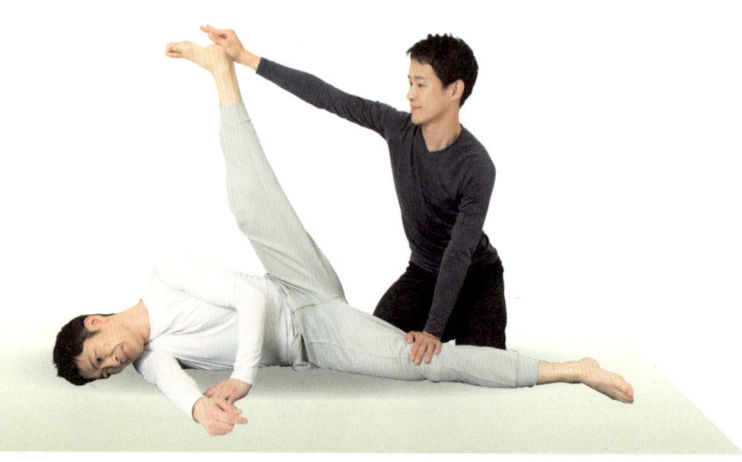

지만, 이 책을 계기로 스트레칭이 힘들다는 의식을 없애고, 주로 하는 운동 분야에서 예전보다 수행 능력이 더 향상된다면 이보다 기쁜 일은 없을 것입니다.

이 책은 저의 첫 집필작입니다. 모델, 스트레칭에 참여한 분들은 물론 촬영, 메이크업, 일러스트, 디자인, 교정 교열 등 정말 많은 분의 도움으로 이 책을 출간할 수 있었습니다. 진심으로 감사합니다.

저는 매일 일본 전국 각 지역에서 스트레칭을 지도하고 있습니다. 어딘가에서 여러분과 직접 만날 수 있는 날을 기대하고 있겠습니다.

마지막으로 제가 의욕이 샘솟도록 늘 입버릇처럼 강조하는 문구로 마무리하겠습니다.

하루 1mm, 1년 36.5cm!!

마지막까지 읽어주셔서 감사합니다.

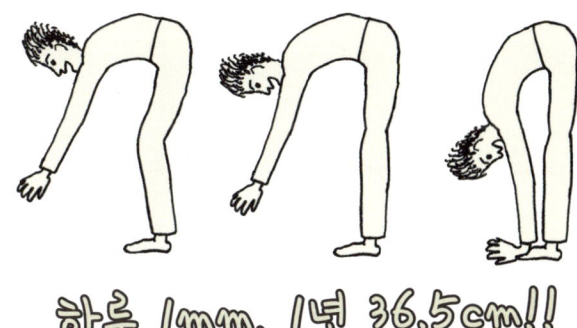